おいしく食べて、健康な体を作る！

「理想の食事」実践レシピ

私たちの寿命を脅かすこともある「食」ですが、健康な体を作るのも「食」です。食べることはまさしく生きること。どう食べるかは、どう生きるかにもつながってくる重大なテーマでもあります。

私たち取材班は「食の起源」という番組を作りながら、どんな食事をどう食べていけばいいのか、考え続けてきました。そんななかで見えてきた〝理想的なレシピ〟を7品、お届けします。

＼1食で塩分たったの約1.5g！／

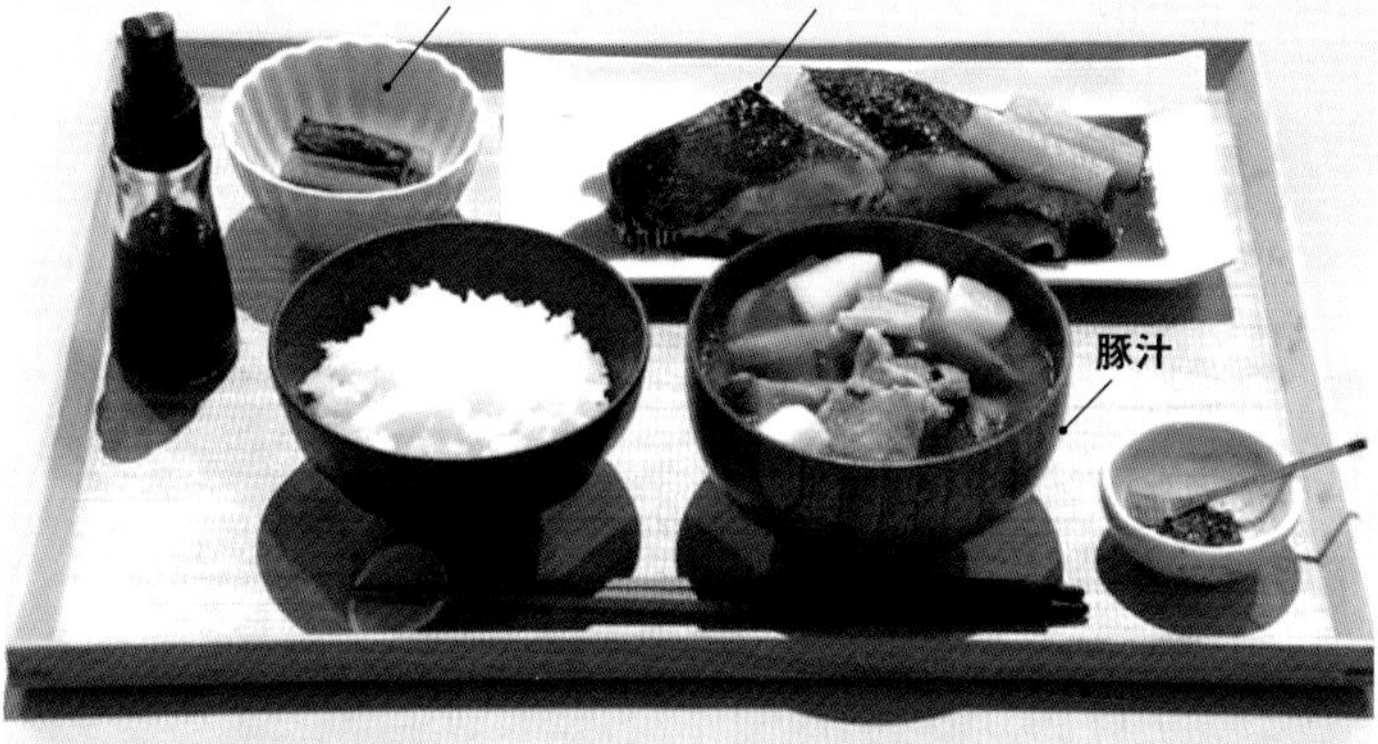

番組制作班おすすめ！ **特製〝おいしい減塩〟魚の煮つけ定食**

⬅レシピは次のページ

※塩分量は可食部のみで計算しています

少ない塩分量でも満足できる味わい！

おいしいものを求めようとすると、つい増えてしまう塩分。しょうゆやみそを味つけの基本としている日本人の食生活は、ともすると塩分が多くなりがちです。でもじつは、塩分は食材の中まで染み込ませずとも、舌が触れる表面に感じれば、脳は十分に満足することがわかっています。

こちらの定食は、1食でわずか塩分およそ1.5g。それなのに、しっかり満足できると番組でも大評判でした。その味をご家庭でもぜひ試してみてください。

「塩分」を楽しむ！理想のレシピ❶

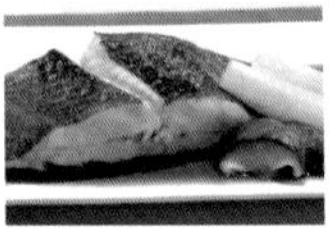

しょうゆの分量が、
ふだんの半分でもおいしい！

カレイの煮つけ

煮魚を作るときは、魚に味を染み込ませようとして長時間煮たり、しょうゆの量を増やしてしまいがち。
短時間の加熱なら魚に塩分が入らないので、減塩につながります。

●材料／2人分

カレイの切り身 …………… 2切れ(約200g)
しいたけ ……………………… 1個
長ねぎ(3㎝長さに切る)… 1本
A
- 水 …………………… 150mℓ
- 酒 …………………… 50g
- 砂糖 ………………… 15g
- しょうゆ …………… 22g

●作り方

1 カレイは切り身の背骨に沿って切れ目を入れる。

2 切り身の大きさに合わせた鍋に1、しいたけ、長ねぎを入れ、**A**を加えたら落としぶたをして強火で加熱する。しっかりと沸騰(およそ2分)したことを確認したら、3分半そのまま強火で加熱する。

3 煮えたらカレイと長ねぎ、しいたけを取り出し、皿に盛る。鍋に残った煮汁を煮詰め、魚にかける。

ポイント❶
カレイなど骨があるものは、より火を通りやすくするため、両面に切れ目を入れます。厚みが2㎝以上ある切り身を使う場合は、加熱時間を増やしましょう。

ポイント❷
浅い鍋やフライパンは、強火にすると噴きこぼれてしまいます。鍋はある程度深さのあるものがおすすめです。

「塩分」を楽しむ！
理想のレシピ❷

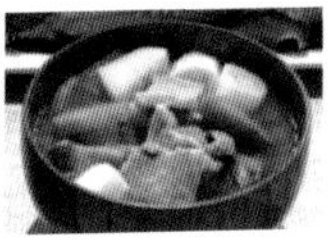

みそはふだんの半分なのに、
味しっかり！

豚汁

冷蔵庫の中でひと晩水戻しした干ししいたけのだし汁で作る豚汁。
しっかりしたうま味をつけることで、減塩でもしっかり味を感じることができます。

●材料／2～3人分

豚バラ肉…………100ｇ
だいこん…………80ｇ
にんじん…………80ｇ
ごぼう……………40ｇ
里いも……………70ｇ
長ねぎ……………30ｇ
こんにゃく………30ｇ
A［干ししいたけ……………4枚
　 水…………600mℓ］
みそ………………30ｇ

●作り方

1 Aをボウルなどに入れ、冷蔵庫でひと晩置いて戻す。
2 豚バラ肉は4㎝幅に切る。だいこんとにんじんは、8㎜幅のいちょう切りにする。ごぼうは斜め切りに、里いもは半月切りに、長ねぎは1.5㎝幅の輪切りにする。こんにゃくはスライスする。
3 豚バラ肉とこんにゃくを下ゆでする。
4 鍋にAの戻し汁を入れ、だいこん、にんじん、ごぼう、里いも、こんにゃくを加えて柔らかくなるまで煮る。途中で豚バラ肉を加える。
5 長ねぎを入れたら火を止め、みそを溶き入れる。

ポイント❶
干ししいたけは、冷蔵庫に入れてじっくり低温で戻しましょう。低温だとグアニル酸を壊す酵素が働くことがないため、干ししいたけ本来の味を引き出して、うま味たっぷりのだし汁に仕上がります。

「塩分」を楽しむ！
理想のレシピ❸

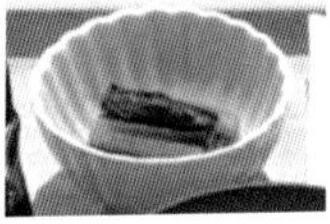

菜のうま味を引き出すから、
塩分はちょっとでOK！

小松菜のおひたし

菜物の味が薄いと、ついついしょうゆをたっぷりかけてしまいます。
温度管理に気をつけて調理すれば、少しの塩分でも十分おいしいと感じるように！

●材料／作りやすい分量

小松菜……………………6株（1袋分）
水…………………………1.5ℓ（目安）

ポイント❶
しょうゆをかけるときは、スプレーでかけましょう。しょうゆの使用量がおよそ半分ほどに抑えられます。

ポイント❷
小松菜は本来、うま味成分グルタミン酸が豊富。料理の過程で細胞が壊れると辛味成分が増してうま味を感じにくくなるので、温度管理に気をつけることでうま味と辛味をバランスよく引き出します。

●作り方

1 深めのフライパンに水を入れて火にかけ、沸騰したら小松菜を2株入れる。
2 15秒ほどゆでたら取り出し、バットなどに置く。
3 残りの小松菜も同様にゆで、ゆでた小松菜を重ねて余熱を入れる。
4 粗熱がとれたら、食べやすい長さに切る。

「塩」と賢く付き合う実践テクニックは、117ページへ！

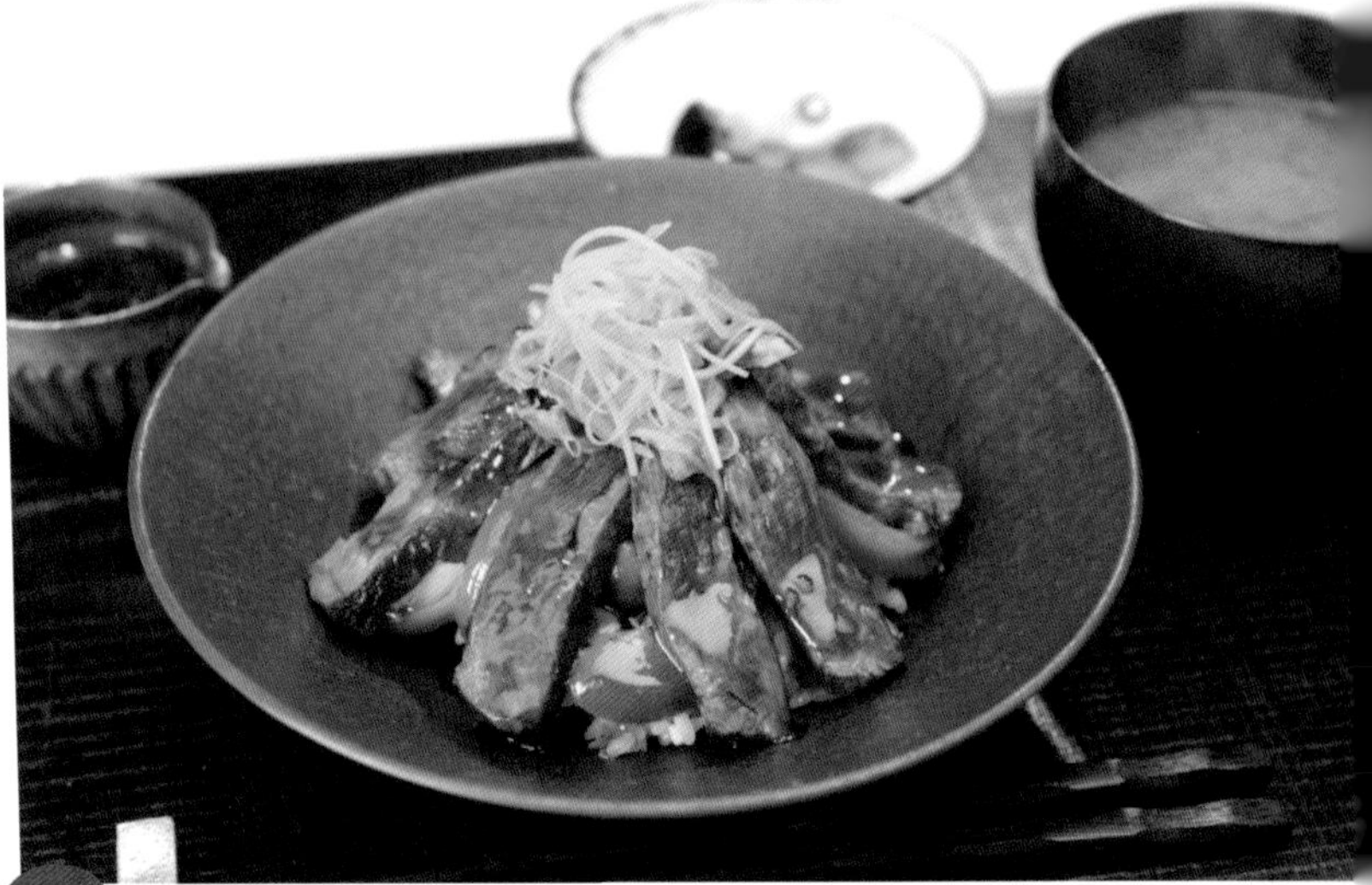

「糖質」を楽しむ！理想のレシピ❹

糖質バランスが最高！

大満足のステーキ丼

ステーキソースにポン酢を使用することで低塩・低糖質になり、とろみをつけることでかけすぎを防ぎます。付け合わせのピーマン、にんじん、きのこでボリュームアップ！

●材料／2人分

牛ステーキ肉（肩ロース）·200ｇ
ピーマン・赤ピーマン・
　黄ピーマン……………各50ｇ
にんじん……………………60ｇ
レモン汁……………小さじ１
塩……………………………少々
しめじ・しいたけ………各50ｇ
塩・こしょう………………少々

〈ポン酢ソース〉
ポン酢……………………100mℓ
おろしわさび………………12ｇ
A［片栗粉……………小さじ１
　 水……………………小さじ１
サラダ油……………………４ｇ
ご飯………………………200ｇ

ポイント
安価なステーキ肉でも常温に戻し、焼き時間を短くすることでおいしく焼くことができます。

●作り方

1 ステーキ肉は約30分前に冷蔵庫から出して常温に戻し、塩、こしょうをしておく。

2 ピーマン、きのこ類は食べやすい大きさに切る。にんじんはせん切りにし、レモン汁と塩少々をふる。

3 フライパンを熱してサラダ油を入れ、ステーキ肉を片面50秒ずつ焼く。取り出して２分間休ませて余熱で火を通し、食べやすい大きさに切る。

4 同じフライパンにピーマン、きのこを入れ、塩、こしょうをして軽く炒める。

5 鍋にポン酢を入れ、火にかける。沸騰してきたら混ぜながらAを入れ、とろみがついたら火を止め、わさびを入れ、混ぜる。

6 器にご飯を盛って4と3を盛る。上ににんじんを盛りつけ、5をかける。

「糖質」と賢く付き合う実践テクニックは、60ページへ！

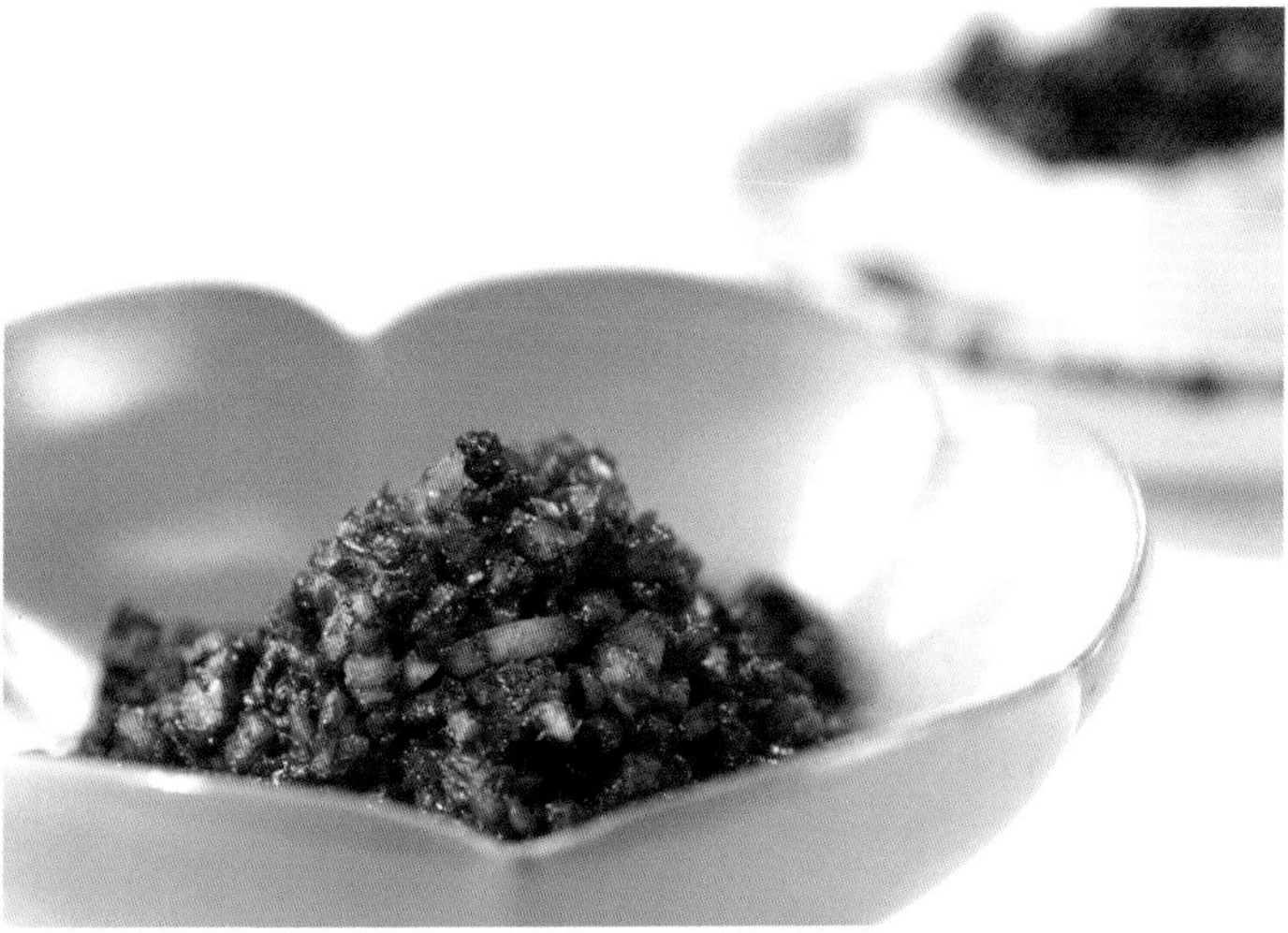

「アブラ」と賢く付き合う実践テクニックは、154ページへ!

「アブラ」を楽しむ!
理想のレシピ❺

「オメガ3」と「オメガ6」の割合が理想的!

アジの肉みそ

アジ100gに対してごま油8.8g。オメガ3脂肪酸とオメガ6脂肪酸の割合が、体によいとされる「およそ1:2」になっています。
そのまま食べてもおいしいのはもちろん、トッピングにも使えます。

●材料/作りやすい分量

アジ(切り身)……100g
ごま油……8.8g
甜麺醤《テンメンジャン》……20g
砂糖……3g
酒……5g
しょうゆ……5g

●作り方

1 アジは5㎜角に切る。

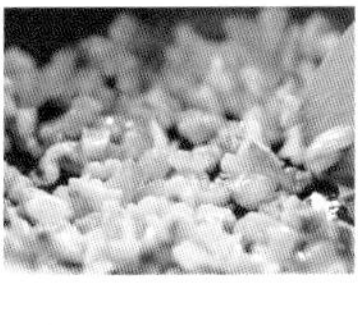

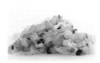

2 フライパンにごま油を入れ、1を中火で炒める。色が変わったら調味料をすべて加え、炒めながらしっかりと絡ませる。

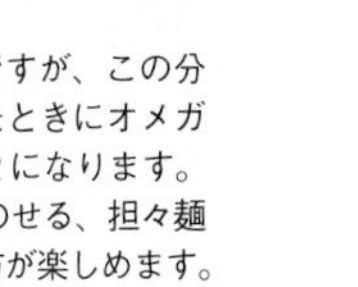

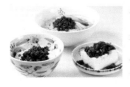

ポイント

ごま油は8.8gと中途半端な数字ですが、この分量にすると、アジ100gと合わせたときにオメガ3とオメガ6の割合がおよそ1:2になります。作りおいておけば、豆腐やご飯にのせる、担々麺の具材にするなどいろいろな食べ方が楽しめます。

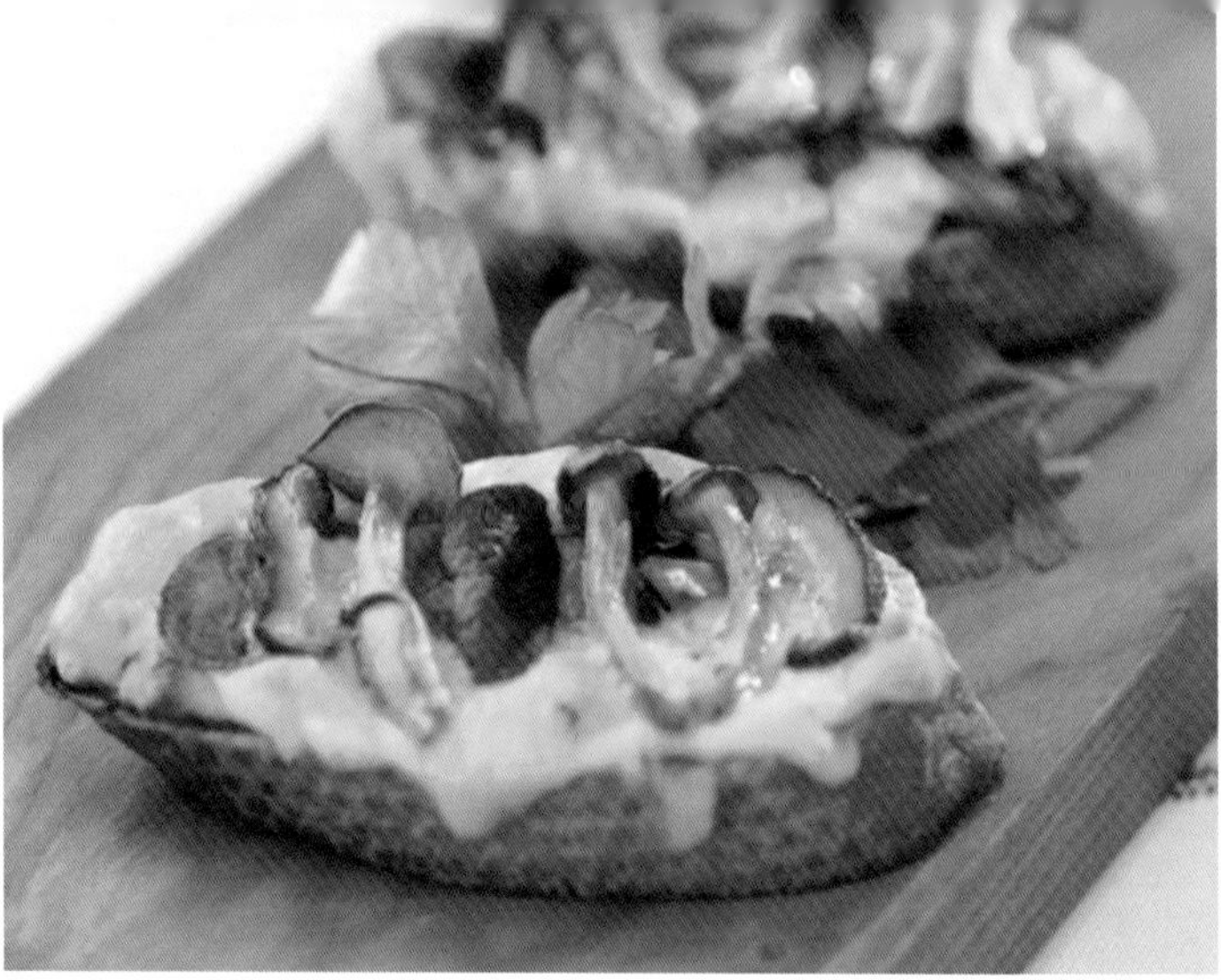

「美食」を楽しむ！理想のレシピ❻

香りの三重奏

きのことチーズのピザトースト

きのこ、チーズ、パンの香りがお互いの魅力を高めるメニュー。
ピザ用チーズを先にのせてから、その上にきのこをのせましょう。
こうすることで、きのこの香りが引き立ちます。

●材料／作りやすい分量

フランスパン……4枚
マッシュルーム（薄切り）……2個
しめじ……12本
生しいたけ……2個
サラダ油……4g
塩・こしょう……各少々
ピザ用チーズ……40g
ピザソース（市販）…28g
オリーブ油……4g
水（霧吹き）……適量

ポイント❶
きのこ類を炒めるときはフライパンを動かさず、焼き色がついたら菜箸でひとつずつ返していくのも香りアップのコツです。

●作り方

1 フライパンにサラダ油を入れて中火で熱し、きのこ類を炒める。

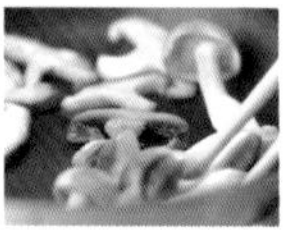

2 ふっくら焼くため、フランスパンに霧吹きで水を3回ほど吹きかけ、しっとりするくらい湿らせる。

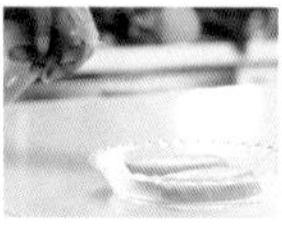

3 フランスパンにピザソースを塗り、ピザ用チーズをのせてから、炒めたきのこをのせる。オリーブ油を回しかける。

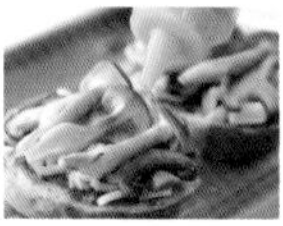

4 オーブントースターで、チーズが溶けるくらいまで焼く。

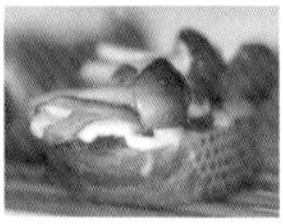

ポイント❷
焼き時間は、オーブントースターの機種や温度によって調節してください。

「美食」を楽しむ！理想のレシピ⑦

特性苦味ソースをかけた深みの3品

進化の過程で、「苦味」を「おいしい」と感じるようになった私たち人類。
その特性を利用して、かけるだけで食べ物がもっとおいしくなる
「特製苦味ソース」を考案しました！

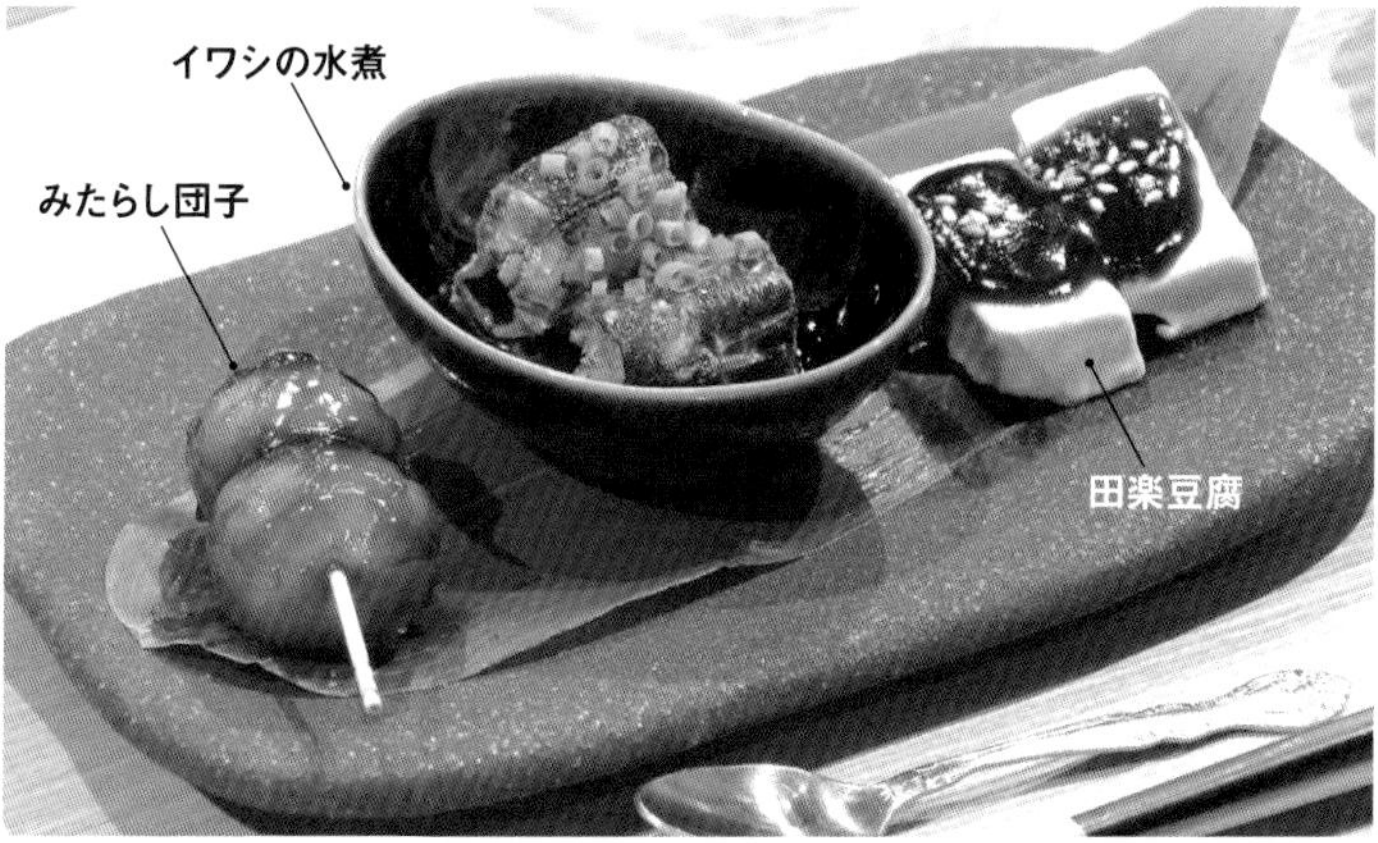

「特製苦味ソース」をほんのひとたらしするだけで、焼きたてのような香ばしさがプラスされます。

「毒」が「おいしさ」に変化した!?

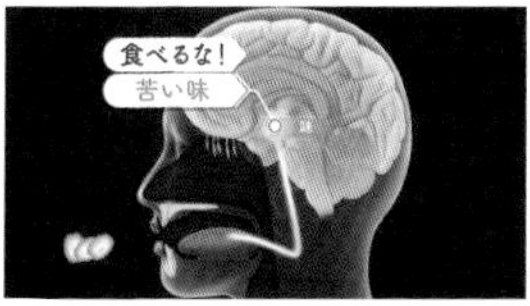

苦いものを食べると、脳は反射的にそれを毒だと判断し、排除しようとします。

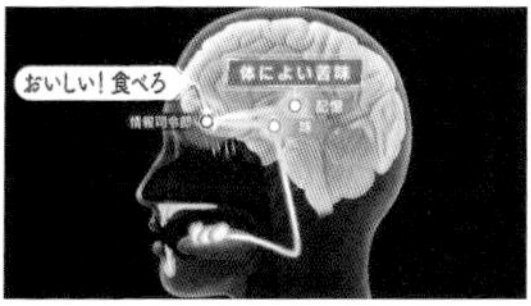

毒ではなく「体によい苦味もある」と学習すると、「苦味」をおいしいと感じるように。

食べ物がおいしくなる

魔法の特製苦味ソース

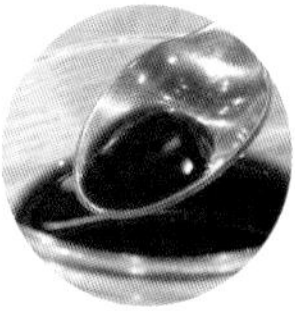

●材料／作りやすい分量

インスタントコーヒーの粉……大さじ2
水……大さじ2

●作り方

1 インスタントコーヒーの粉をフライパンに入れ、全体を木べらなどで混ぜながら弱火～中火で2分ほど加熱する。

2 コーヒーの香りから焦げっぽい匂いに変わってきたら、水を加えて、加熱しながら粉を溶かす。

「美食」と賢く付き合う実践テクニックは、240ページへ！

進化する
世界のノンアルコール事情

近年、健康を害さないお酒として人気を集めているノンアルコール飲料。
アルコールが入っていないのに、不思議と楽しくなれることが実験でわかりました！

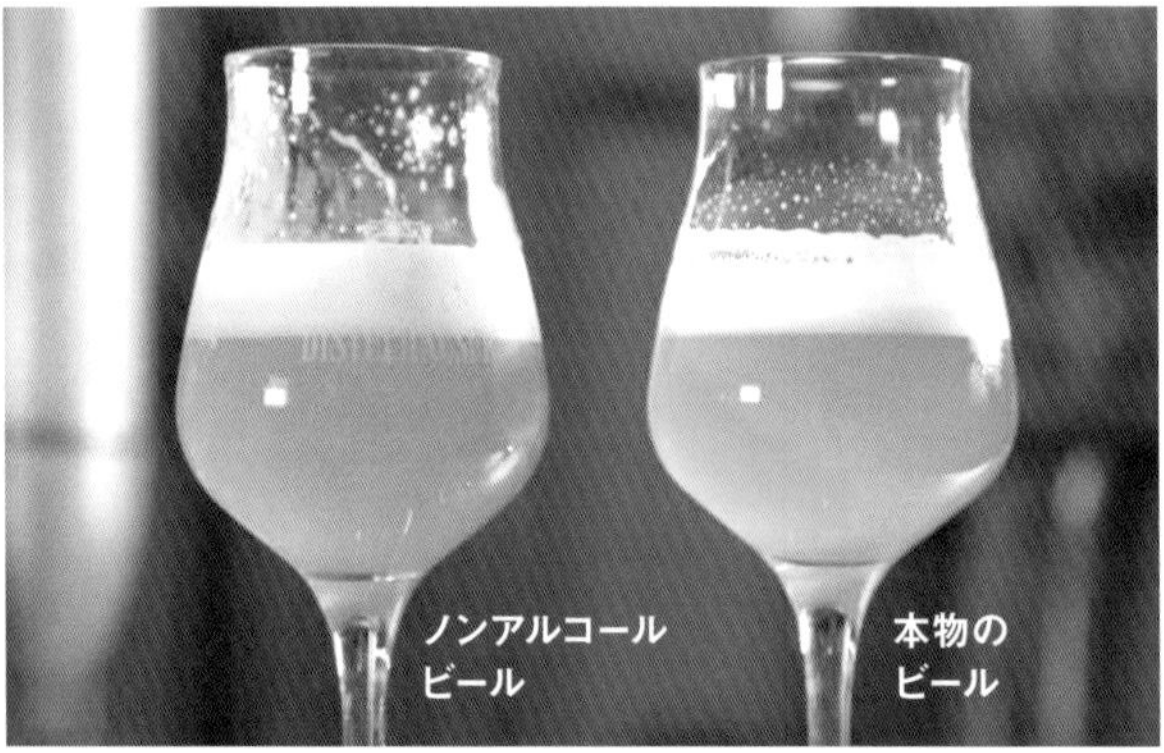

近年はノンアルコールビールの製造技術がどんどん上がり、
見た目も味も本物に限りなく近くなってきています。

アルコールなしでも酔える！

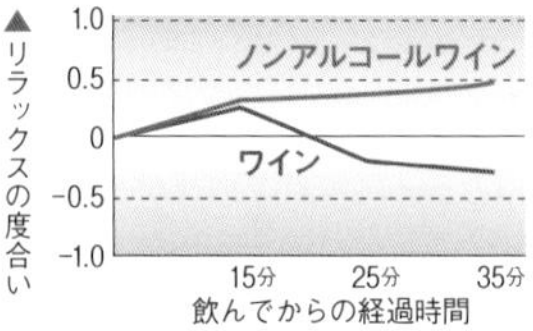

飲んだあとのリラックスの度合いは、なんとノンアルコールのほうが高いという結果に！

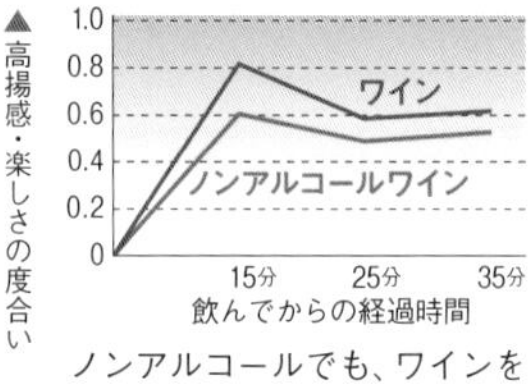

ノンアルコールでも、ワインを飲んだときと同じように気分が高揚しています。

あなたの遺伝子タイプはどれ？

アルコールの分解 ＼ アセトアルデヒドの分解	弱	中	強
弱	E型	C型	A型
中or強	E型	D型	B型

じつは、日本人の半数近くがもともとお酒が弱いタイプ。それは生まれたときから、遺伝子で決まっているのだそう。あなたの飲酒量、大丈夫ですか？

⬅詳しくはP190〜をチェック！

「お酒」と賢く付き合う実践テクニックは、198ページへ！

「人類700万年の進化」が
教えてくれる

理想の食事術

NHKスペシャル
「食の起源」取材班

主婦と生活社

はじめに

「食」は私たちに多くの幸せを与えてくれる、かけがえのないものです。

その栄養は、私たちの身となり、健康を支えてくれます。

おいしいものを食べたとき、私たちの心は大きな喜びを感じます。「同じ釜の飯を食った仲間」という言葉があるように、一緒に食事をすれば、相手との距離が縮まり、絆《きずな》を生み出してくれます。


しかし、そんな大切な「食」に、今、異変が起きています。

健康な体を作るはずの「食」が、肥満や糖尿病、高血圧などの生活習慣病を急増させているのです。

また、健康意識が高まるなかで、低糖質ダイエット、脂抜きダイエット、フルーツダイエットなど、新たなダイエット情報が次から次へと現れては消えていきます。

今日も、私たちは情報に踊らされ、右往左往する日々を過ごしています。

何をどう食べればよいのか？
その答えは、
「人類の進化」の歴史が教えてくれます。

ふだん食べる食事の内容は、和食主体のメニューから洋風へと変化してきました。また、大人だけでなく子どもたちの食生活も変化しています。近年、朝食を食べない子どもはじつに2割にのぼるというのです。「夕食が菓子パンひとつ」、「コンビニのおにぎりだけ」、そんな子どもも少なくありません。共働きの家庭が多いなか、子どもがひとりで食事をする〝孤食〟も社会問題になっています。

「本来、健康と喜びを与えてくれるはずの『食』がなぜ、こんな事態に?」
「私たちを本当に健康に、幸せにしてくれる『食』とはどんなものだろう?」

それが、NHKスペシャルで『食の起源』シリーズを制作しようと私たちが考えたきっかけでした。

世の中には、おいしいものがいっぱいあります。
おいしいものは人を幸せにします。
でも気をつけないと、肥満や糖尿病、心臓病にがん……食で命を縮めることになります。

「理想の食ってなんだろう？」

「食」は私たちを幸せにし、命を育むもの。でもその食が今、病の種となって私たちを苦しめることもあります。

「食と健康」を取り上げるときには、つねにつきまとう課題があります。

それは、情報の移ろいやすさです。

たとえば、今、ブームになっている低糖質ダイエット。

ご飯やパンなどの糖質を減らすのが健康によいという情報が世にあふれていますが、十数年前には、主食をしっかり食べるダイエットがブームでした。ほかにも、納豆が体によいとなれば、納豆ブームが起こり、バナナがよいといわれれば、バナナブームが起こる。

「食」って、そんなものだったのでしょうか？

いいえ、きっと違うはず。

私たちが本当に求めているのは、「普遍的な理想の食事」のはずです。

健康によい食べ物は、
ブームによって移り変わるものではありません。
祖先が選びとり、命をつないできた食べ物には
きっと意味があるはず。
私たちは食べ物に生かされ、
ここまで繁栄することができたのですから。

そこで、私たちが注目したのは「人類の進化」の歴史でした。

人類が誕生したのは700万年前。飢餓との戦いのなか、祖先はつねに新たな「食」を獲得することに力を注いできました。そして、新たな「食」を獲得したとき、祖先の体は、その「食のパワー」によって、大きく進化しました。

たとえば、「肉食」や「加熱調理」が人類の脳を巨大化させたり、高度経済成長でおかずの種類が増えたことが日本人の寿命を大幅に延ばしたことなど、数々の証拠があります。

つまり、「食」は人類の進化の原動力であり、その進化の積み重ねの先に、今の私たちがあるのです。

本書は、2019年の秋から2020年に5回シリーズで放送されたNHKスペシャル「食の起源」の取材内容に加え、2019年から2020年にかけて、朝の生活情報番組「あさイチ」で5回にわたって放送された〝すぐに使える実用情報〟も、ふんだんに盛り込んでいます。糖質、塩、脂質、酒、美食という5つのテーマで、「人類の進化」の歴史から見えてきた〝理想の食事〟を探りました。

本書を読んで、「明日からの食生活をもう少しちゃんと考えてみよう」。そんな気持ちを持ってもらえたら、本当に嬉しい限りです。

NHKスペシャル「食の起源」取材班
NHK「あさイチ」取材班

目次

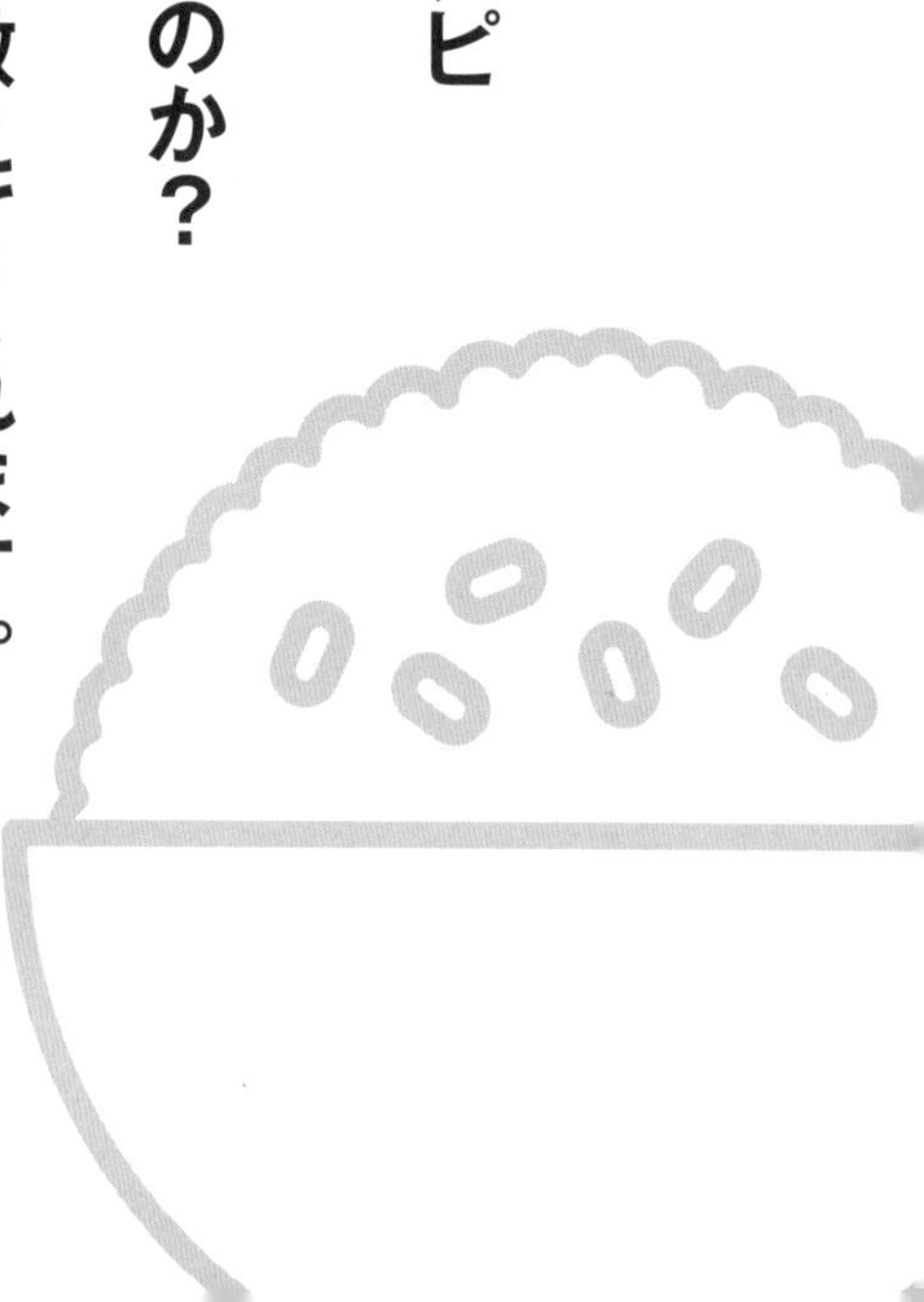

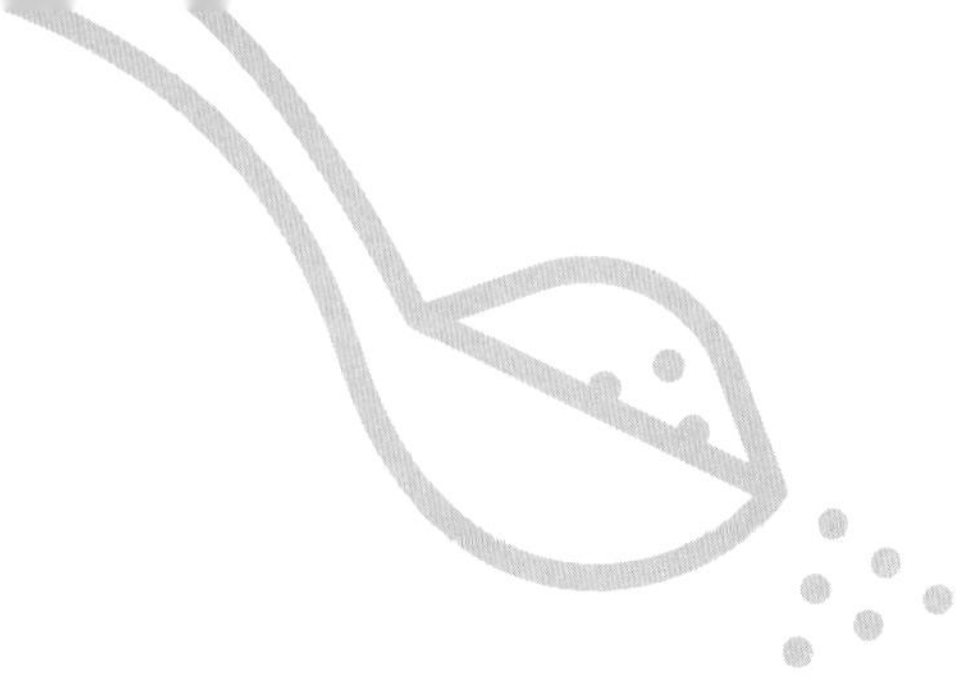

第2章

第3章

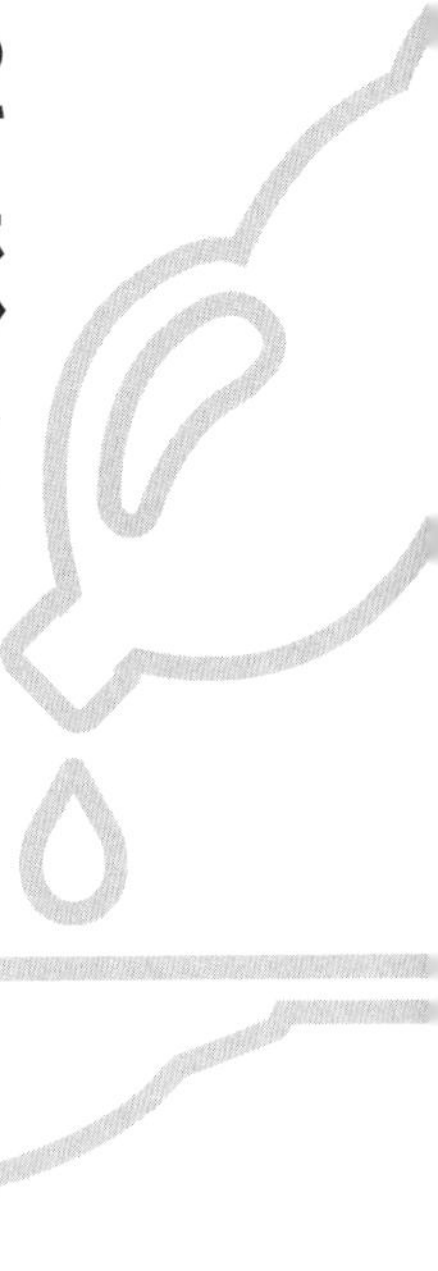

第4章

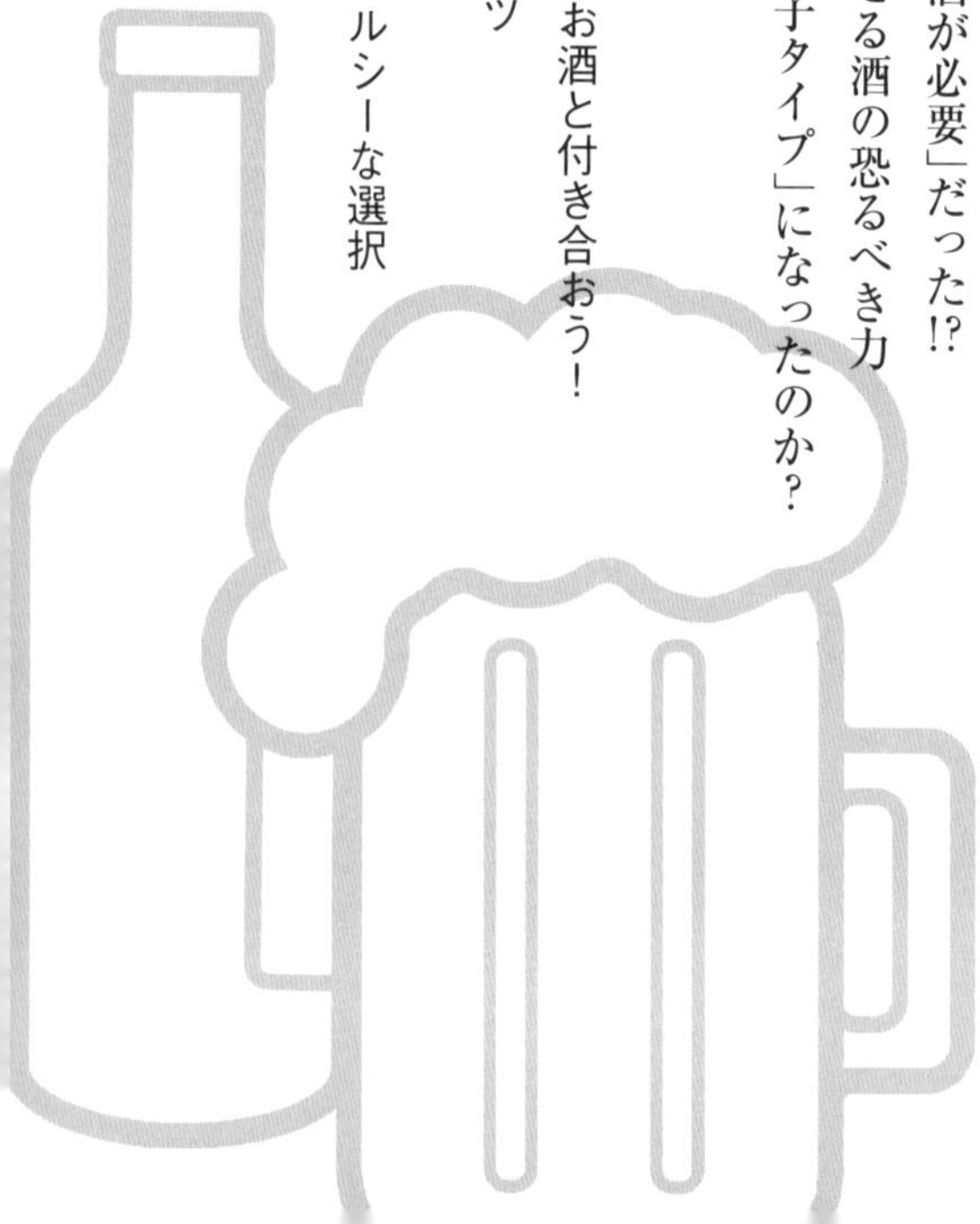

第5章

実践編

NHKスペシャル
食の起源
Origin of FOOD

第1章

「ご飯」は、人体の敵か味方か？

～飽食の時代、「最適な糖質摂取」の真実を探る～

ご飯は日本人のソウルフードでありながら、糖質が多いことから、近年「肥満の元凶」とされています。ところが最近、「糖質を減らしすぎると寿命が縮む」という衝撃のデータも！ ご飯は健康長寿の敵なのか、味方なのか？ 人類と糖質の関係を起源までさかのぼると、ご飯には日本人の遺伝子や腸内細菌をも変えてしまう、すごいパワーが秘められていることがわかってきました。

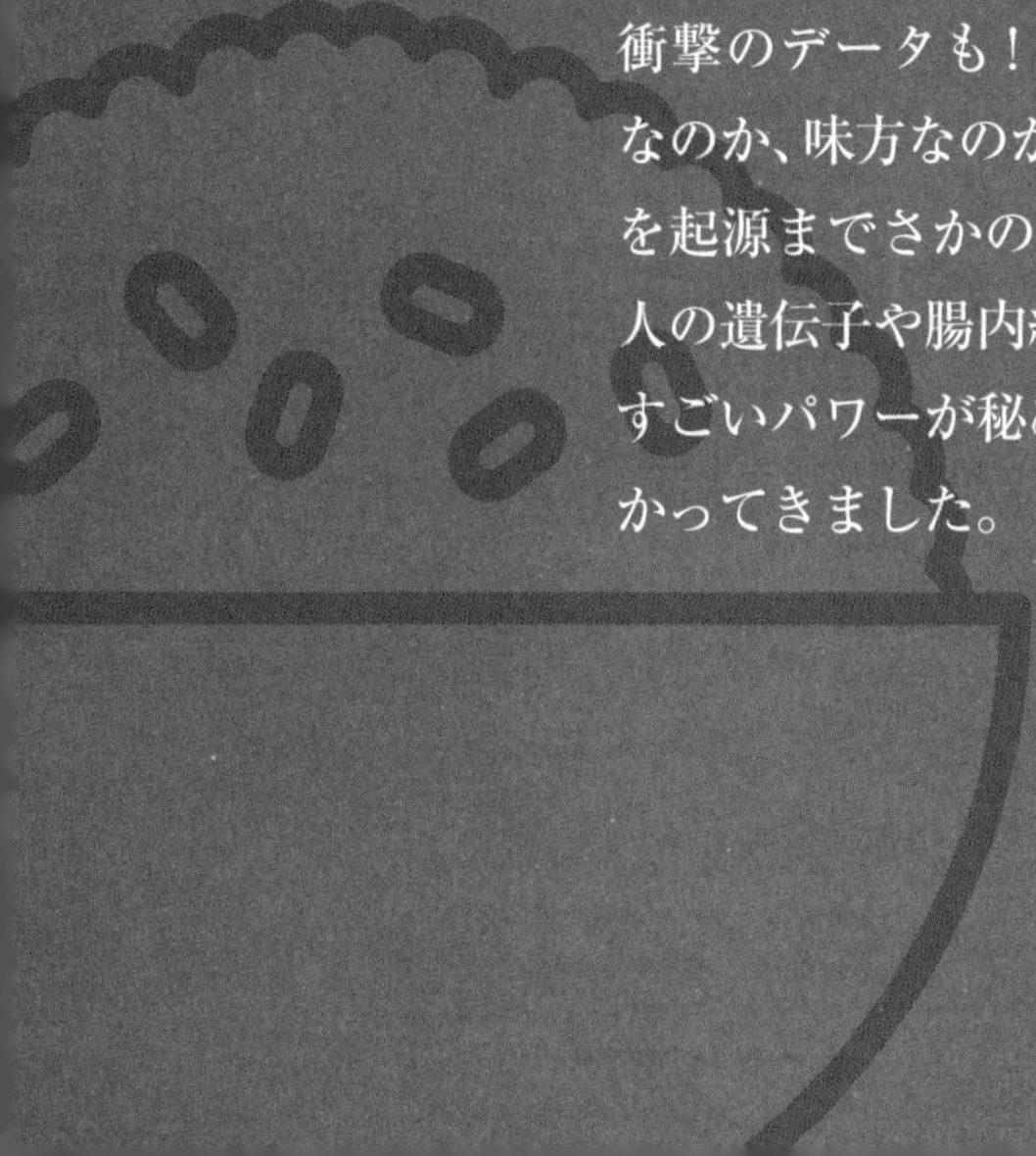

糖質は、本当に〝健康の敵〟なのか？

ご飯を抜く「低糖質ダイエット」がスタンダードに

最近、「低糖質ダイエット」が大きなブームになっています。コンビニでは、低糖質パンや低糖質弁当が大ヒットし、外食産業でも、シャリなしのお寿司、ご飯の代わりにこんにゃくを使ったどんぶり、麺なしのちゃんぽんなど、低糖質メニューが次々と登場しています。

都内のとある料理教室。ダイエットをする人に人気のこちらの教室では、刻んだカリフラワーをご飯に見立てた「カリフラワーライス」を作っていました。カレーをかけると、ご飯を食べたときのような満足感が得られて、しかも低糖質。太りにくいと大人気なのだそう。

参加者のなかには「低糖質をずっと続けていて、３６５日中、３６０日はご飯を食べない」

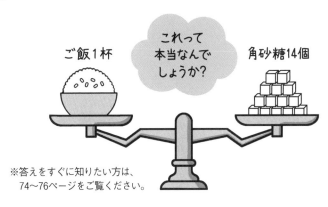

※答えをすぐに知りたい方は、
74〜76ページをご覧ください。

と証言する男性の声も。「糖質」＝「太りやすい」という公式が、みなさんの頭にしっかり刻まれているようです。

実際、低糖質ダイエットで減量に成功した人々の喜びの声も多く聞かれます。「ご飯1杯で角砂糖14個分」なんていう記述も見かけます。たしかに、ご飯1杯分として積まれた角砂糖を見ると、「こんなにたくさんの砂糖を食べているなんて、健康に悪いんじゃないの？」という気がします。

こうして、日本人の主食であるご飯は、不健康な食べ物として「嫌われ者」になっているのです。

「ご飯で健康になれる」という研究結果も

ところが、逆に「ご飯を食べると健康になれる」という正反対の研究結果が最近発表されました。

研究の舞台となったのは、なんと福島刑務所です。

刑務所の医務課に勤務し、受刑者の医療に携わってきた内科医・精神科医の日向正光さん。2004年から2010年までの6年間、受刑者の健康を支えてきました。受刑者の食事は毎日3食。おかずは少なめで、麦を混ぜたご飯がたっぷり。そんなに糖質をとっているのに、体重は増えるどころか、平均3kg減。コレステロール値も140から119へと改善しました。血糖値が糖尿病レベルだった受刑者も、血糖値の平均的な高さを表すHbA1cの値が8.5%から5.9%へと、正常レベルになったというのです。

受刑者のひとりに話を聞きました。

「社会にいたときは、血糖値がいちばん高いときで160もありましたが、今は70～80くらいまで下がりました」

「ひとり、ふたりではなく、何十人と改善していくので、これはただごとではないなと思いました。なぜこんなに下がったのか、すごく不思議ですよね」と日向さんは語ります。

こんな事例があるのなら、ご飯はせっせと食べたほうがいいということでしょうか？

私たち日本人が稲作を始めたのはおよそ3000～4000年前の縄文時代。やがてご飯は日本人の主食となり、江戸時代には多くの人が、1日5合ものご飯を食べていたといわれています。

それほど**日本の食生活に根ざしてきたご飯が、本当に健康を脅かす悪者なのでしょうか？**

もしそうだとしたら、なぜ祖先は体に毒となるようなものを主食として食べるようになったのでしょう？

「糖質」がそれほど悪者なのだとしたら、なぜ世界中の食文化に、糖質たっぷりの主食があふれているのでしょうか？

次から次へと疑問がわいてきます。

まずは、私たちの祖先がいつから、どのような理由でご飯などの糖質を多く食べるようになったのか。その理由を紐解《ひもと》きながら、「ご飯などの糖質との理想的な付き合い方」を探ってみましょう。

狩猟採集をしていた祖先の主食は、じつは肉ではなかった

パレオダイエット（石器時代の食事法）で健康になれる!?

「糖質を減らしたほうが健康になれる」ことをうたう低糖質ダイエットの元になったのは、アメリカで生まれた「パレオダイエット」（石器時代の食事法）と呼ばれる食事法です。

私たち取材班は、パレオダイエットのサークルが開くパーティを取材しました。

シアトル郊外の一軒家で開かれた夕食会に集まっていたのは、20代から60代まで幅広い世代の男女が20名ほど。ワインで乾杯すると、さっそくテーブルに並ぶ料理に、一斉に手が伸びます。その料理は、ステーキやスペアリブなど大量の肉、そしてナッツ類と野菜や果物。主食となるパンやパスタはありません。

パレオダイエットは、「石器時代の祖先の食事」を実践するものです。主催者の男性の説明によると、「石器時代といえば、祖先は狩猟採集を行っていた時代。当然、主食は肉です。あとは木の実や植物。糖質は必要ありません。人類７００万年の歴史において、祖先が糖質を食べはじめたのは、農耕が始まった1万年前から。残りの６９９万年は肉が主食だったんですよ」と言うのです。

「人類の歴史のほとんどは、肉が主食でした。だから私たちの体も、肉が主食で健康になれるようにできているんですよ」

パーティの参加者たちは、代わる代わる私たちのもとにやって来ては、パレオダイエットでいかに自分が健康になれたかを説明してくれました。

スマホの写真を見せながら、20kgのダイエットに成功したと話す20代の女性。

息子に勧められて始めたところ、体調がよくなり活動的になったと話す70代の男性。

その話に耳を傾けながら、私の頭に疑問が浮かびました。

「人類が糖質を食べはじめたのは、本当に農耕が始まった1万年前からなのだろうか？」

そこから我々の「糖質と人類の出会いを探る旅」が始まりました。

石器時代の祖先の歯に「でんぷん」がついていた

スペイン北部の街、ビルバオから2時間ほどの場所に、アンデューシ洞窟遺跡があります。白い山肌にいくつも口をあける巨大な洞窟。石器時代の祖先が住処にしていた場所です。

各国の研究者による発掘作業が今でも続いており、大量の石器や人間が食べた動物の骨、人骨など、当時の祖先の暮らしぶりを伝えるさまざまな遺物が発見されています。

スペイン自治大学のカレン・ハーディ博士は、この遺跡から見つかった石器時代の祖先の歯を分析し、ある大きな発見をしました。

祖先の歯に付着していた歯石の中から、「でんぷんの粒子」を見つけたのです。

でんぷんは糖質の一種。糖質は大きく分けると、ご飯やパンなど穀物の主成分でもあるでんぷんと、甘味のある砂糖や果糖などの糖類に分けられます。

私たちは博士の研究室で、石器時代の祖先の歯石を顕微鏡画像で見せてもらいました。丸いものや角張ったものなどさまざまな形状の粒子が見えますが、それらはすべて、「植物のでんぷん粒子」なのだとカレン博士は説明してくれました。

「歯石は祖先の食生活を知るためのタイムカプセルのようなものです。**私は石器時代の祖先の歯石から、30種類ほどのでんぷんの粒子を見つけました。つまり、祖先はでんぷんを含むさまざまな植物を食べていたことがわかります。祖先の主食は肉ではなく、でんぷんを主食にしていたと考えられるのです**」

狩猟採集で暮らしていた祖先がなぜ、肉ではなく、でんぷんを主食としていたのでしょうか。

じつは、でんぷんこそが、「毎日手に入り、日々の空腹を満たせる食物」だったからです。

以前、アフリカの狩猟採集民族、ハッザ族の狩りを撮影したことがあります。

屈強な男たちが集団で獲物を探し、弓矢を使って仕留めるのですが、なかなか獲物は現れません。しかも、現れても確実に仕留められるわけではないので、結局、1日かかって野ねずみ2匹だけということもありました。

狩猟採集民といっても、獲物は毎日、捕れるわけではありません。肉を食べられない日もあります。

実際、ハッザ族の食事の70％以上が、植物性のものだったという調査報告もあります。木の実や植物の地下茎など、でんぷんが含まれている植物性の食べ物を毎日採取し、それを主食にしているのです。

つまりハッザ族と同じように、石器時代の祖先の主食もまた、肉ではなく、でんぷんだったと考えられるのです。

でんぷんは「か弱き祖先」の命をつないだ大切な食物

私たちの祖先がまだサルだった時代、その主食は果実でした。樹上で暮らし、天敵に襲われることはほとんどなく、たわわに実る果実でお腹を満たすことができました。

しかし７００万年前、祖先の暮らしを一変させる出来事がありました。地球全体が寒冷化・乾燥化しはじめ、祖先の暮らす森が縮小してしまったのです。木が減ったため、おのずと主食としていた果実も減りました。その結果、祖先は他の強いサルたちに樹上から追い出され、泣く泣く地上に降りることになりました。そして、二足歩行を始めたのです。

人類の誕生は、そんな苦境のなかで起こりました。

そのころの祖先は、骨盤の形などから、走ることもできない、おぼつかない二足歩行だったと考えられています。獲物を追いかけ狩りをするどころか、天敵であるネコ科の猛獣にあっさりつかまって食べられてしまう、か弱き存在でした。

そんな祖先の命をつないだのが、でんぷんだと考えられています。

重要な食べ物だったのが、まずは木の実です。木の実はでんぷんが豊富なものが多いのですが、殻が硬いため、一部の動物しか食べません。もうひとつが地下茎。さまざまな植物は地下の根の一部に、エネルギーをでんぷんの形で貯蔵します。それが地下茎です。現代の食べ物でいうと、イモが地下茎に該当します。

当時の野生植物の地下茎は、繊維質が多く、それを口に含んで、ガムのように何度もかむことででんぷんを吸い出すというような代物でした。とてもおいしいとはいえない食べ物です。それでも、祖先にとっては大切な栄養源。でんぷんはか弱き祖先の命をつないだ大切な食物だったのです。

糖質である「でんぷん」の加熱調理が、人類に進化をもたらした

200万年前、祖先のホモ・エレクトスが火を使いはじめた

か弱き祖先の命をつないだでんぷん。しかし、じつはでんぷんを主食に選んだおかげで、祖先はその後、か弱き立場から生態系の頂点に立つ存在へと大逆転。繁栄の道を歩んでいくことになります。

その出来事の証拠が見つかったのが、イスラエルにあるベノット・ヤーコブ遺跡です。イスラエル北部にあるゴラン高原のふもと、ヨルダン川沿いの河原にあります。

私たちを案内してくれた地元の研究者が、ひとつの石を拾い上げます。

「これは石器時代の祖先が作った石器だよ。石の端に、加工した跡があるでしょう？」

よくよく足元を見てみれば、石で叩いて加工した石器が、そこかしこに無造作に転がって

いることがわかります。

この遺跡は、200万年前に誕生した私たちの祖先、ホモ・エレクトスが暮らしていた場所です。2004年、この遺跡の一角から考古学上の大発見がありました。見つかったのは、細かな穴ぼこがたくさんある石器のかけら。分析の結果、その無数の穴ぼこは、石が数千度という高温にさらされてできたものであることがわかりました。

そう、これこそが、人類が火を使っていたことを示す最古の証拠なのです。

では、ホモ・エレクトスは何のために火をおこし、使っていたのでしょうか？

その答えを物語る遺物も見つかりました。焦げた跡のある木の実の化石です。つまり、ホモ・エレクトスは、でんぷんを

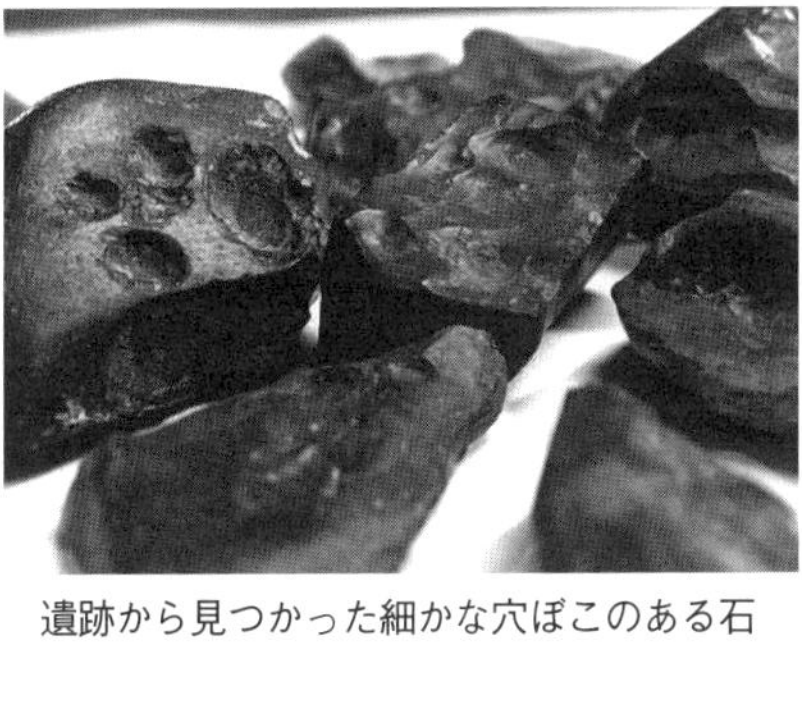

遺跡から見つかった細かな穴ぼこのある石

含む食材を火を使って調理していたのです。

この「でんぷんと火の出会い」が、ホモ・エレクトスに大きな進化をもたらしたことがわかってきました。

それは、人類誕生以降のさまざまな祖先の頭蓋骨の化石を分析した結果、明らかになりました。注目したのは、頭蓋骨の内腔から推計した脳の大きさの変化です。**人類誕生以降、祖先の脳は重さにして400〜500g程度で、大きさは現代の私たちの3分の1程度。しかしホモ・エレクトスの時代から、脳の大きさはその2倍以上に急激に大きくなっていました。**

この脳の巨大化を後押ししたものこそ、祖先たちが始めた「でんぷんの加熱調理」だったと考えられているのです。

いったい、どういうことなのか？　私たちは地元の研究者とある再現実験を行いました。

火が使えなかった時代の祖先の食事は……

ベノット・ヤーコブ遺跡の環境や植生は、ホモ・エレクトスが生きていたころとそれほど変わっていないといいます。そこでまずは、当時、ホモ・エレクトスが食べていたであろう食べ物を探しました。

じっくり辺りを探してみると、さまざまな木の実や、根の一部にぷっくり膨らんだ地下茎を持つ草など、でんぷん質の食べものがたくさん見つかりました。

続いて、火おこしです。木の板に小さなくぼみを作り、そこに木の棒の先を押しつけ、両手でもみすりをします。ホモ・エレクトスの時代、まだ火打ち石はなく、このように摩擦熱で火をおこしていたと考えられています。こうしてできたたき火の中に、集めてきたでんぷん質の食材を入れて、加熱します。

できあがりを待つ間、私たちは、まだ火を使えなかった時代の祖先の食べ方で、でんぷん質の食材を味わってみました。木の実などを生で食べてみたのです。研究者は口に入れた途端、顔をしかめながら吐き出しました。

「苦味がすごい。おいしくもなんともないよ」

たしかに、とても食べられたものではありません。しかし、これがか弱かった祖先の命をつないだ大切な食でもあったのです。

その間に木の実が焼き上がりました。さっそく食べてみます。カリッという音を立てて割れた木の実から、口の中いっぱいに香ばしい風味が広がりました。かみ砕いてみても、さっきほどの苦味はなくなっています。何よりも驚いたのは、ほのかな甘味があっておいしいと感じることです。生ではあれほどマズかったのに。なぜ加熱すると、こんなに味が変わったのでしょうか。

加熱したでんぷんを食べることで、脳が巨大化

火を使って加熱すると、熱によって木の実や地下茎に含まれる有毒な成分が分解され、安全に食べることができるようになります。有毒成分は苦味を持っていることが多いため、加熱で苦味もなくなります。さらに、含まれているでんぷんの性質も大きく変化します。

生のでんぷんを顕微鏡で見ると、ごつごつと角張った形をしています。でんぷんの結晶です。この結晶はとても硬く、私たちの体は基本的に消化することができません。

しかし、加熱すると結晶構造が崩れ、どろりと溶け出します。この状態のでんぷんは、私たちの口内のだ液や腸内の粘液に含まれる酵素の働きで、細かなブドウ糖へと分解されます。私たちはそれを腸で吸収することで、エネルギーにできます。加熱した木の実を食べたときに感じたほのかな甘味は、加熱されたでんぷんが口内で糖へと分解されたためだったのです。

脳の巨大化

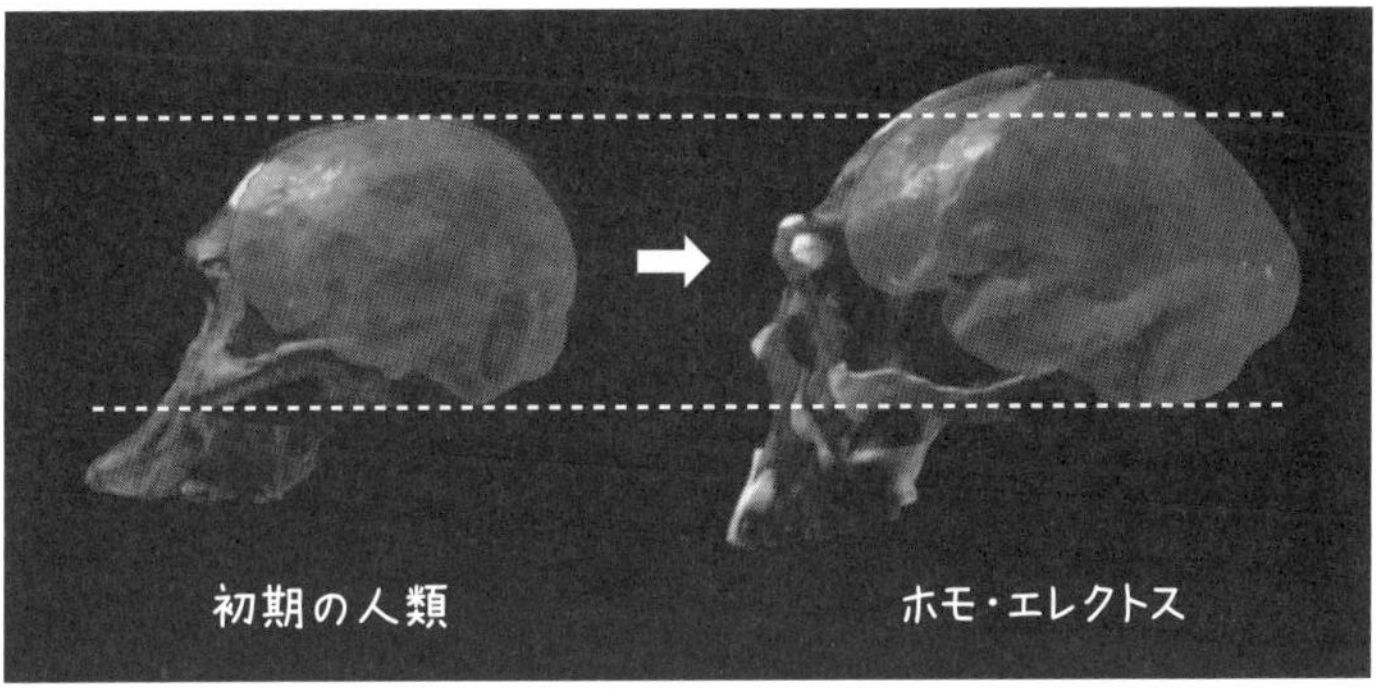

加熱調理によって、ホモ・エレクトスは、でんぷんの甘味、おいしさを知りました。でも、それだけではありません。体内に大量に吸収されるようになったブドウ糖が、驚きの変化を引き起こしたと考えられています。

それが、「脳の巨大化」です。

私たちの脳は基本的にブドウ糖しかエネルギーにできません。加熱調理したでんぷんを食べはじめたホモ・エレクトスの体内では、大量のブドウ糖が脳へと届くようになりました。そのブドウ糖を余すことなく吸収しようと、脳の神経細胞は増殖を開始。その結果、脳が巨大化したと考えられるのです。

ホモ・エレクトスは人類史上初めて、多くの道具を作り、また仲間とともに狩りを行い、集団生活を行っていたことがわかっています。高い創造力や仲間と絆を深めるコミュニケーション能力を持っていたのです。それらを生み出したものこそ、巨大な脳だったと研究者たちは考えています。

ところで、でんぷんを生のまま食べていた時代の祖先は、どうやってエネルギーを得ていたのか気になりますよね。

私たちの体には生のでんぷんを分解し、エネルギーにする能力はありません。その代わり、私たちの体内に棲むある生物たちが、その役割を担ってくれています。

それは、「腸内細菌」です。

腸が退化、骨格が変化することで、「狩猟」ができる体へ

ホモ・エレクトス以前の祖先は、骨盤がずっと大きかったことがわかっています。その理由は、当時の祖先が現在の私たちの数倍もある長く大きな腸を持っており、それを支えるために大きな骨盤が必要だったからだと考えられています。

その長く大きな腸には、大量の腸内細菌が棲んでいました。当時の祖先が食べていた生のでんぷんは、大量の腸内細菌のえさとなり、その代謝物として吐き出された有機酸などが腸から吸収され、祖先の体を支えるエネルギーになっていたのです。

加熱調理を始めたホモ・エレクトス以降は、長く大きな腸は必要なくなり退化。小さく短くなったと考えられています。その退化の証拠が、今も私たちの体に残っている腸の一部、盲腸だといわれています。

腸が短くなったことは、ホモ・エレクトスにある進化をもたらしました。**腸を支える骨盤が小さくなったことで、それまではガニ股だった脚が正面を向き、さらにスラリと長くなったの**です。それはホモ・エレクトスにさらなる進化をもたらしました。走る能力が飛躍的にアップし、獲物を追いかけて仕留める「狩猟」を行えるようになったのです。

こうして、でんぷんの加熱調理により、私たち人類は高い知性と、優れた身体能力を獲得し、ついに生態系の頂点に君臨する強者へと変貌を遂げたと考えられるのです。

「低糖質食」は、減量のための食事であって、健康食ではない!?

低糖質ダイエットで、心臓病のリスクが1.5倍に

「人類の進化」の歴史から明らかになった、糖質との長い付き合い。脳を巨大化させる原動力となった糖質は、その後も、大きな脳にとって優れたエネルギーであり続けました。

こうした糖質との長い付き合いのなかで、私たちの体は、糖質を主食として健康を維持できるように適応していったと考えられます。

しかし、近年は低糖質ダイエットが大ブーム。糖質は大切な栄養素だからこそ体が求める仕組みになっているにもかかわらず、「食べたくなるのは糖質依存だからだ」などと言う人もいます。

じつはここ数年で、「過剰な低糖質ダイエットを続けると、体にさまざまな問題が起こる」という研究論文が続々と発表されています。その数は、低糖質ダイエットが減量に効果があることを示す論文をはるかに上回っています。

たとえば、ハーバード大学の研究では、「糖質量が総カロリーの35％」と糖質がごく少ない食生活を続けている人は、「糖質量が総カロリーの60％」の人に比べ、心臓病のリスクが1.5倍、がんのリスクが1.3倍に高まることがわかりました。その他の多くの論文でも、血管系の病気である心臓病や脳梗塞、がんのリスクが高まることが指摘されています。

ネズミなどの動物に低糖質の食事を与え続け、体内の変化を調べた研究では、血管内皮の傷を修復する細胞の活動が低下し、動脈硬化が進行してしまうことが判明。さらに、細胞を増殖させるホルモンの異常が起こり、それががん細胞を増殖させてしまうといったメカニズムも明らかになっています。

なぜ、そんなことが起こるのでしょうか？

その理由を知るには、私たちの祖先がまだ単細胞生物だった20億年前にまでさかのぼる必要があります。

糖質は、私たちの体にとって最も自然なクリーンエネルギー

20億年前、海の中に生まれた私たちの祖先は、酸素呼吸を始めました。地球上の酸素濃度が上がったこともあり、酸素と糖質を体内に取り込んで、酸素呼吸によって大きなエネルギーを作れる体に変貌したのです。それ以前の無酸素呼吸に比べると、じつに10倍近いエネルギーを得られるようになったと考えられます。そして、この酸素呼吸に不可欠な栄養素こそ、糖質なのです。

こういうと、「糖質だけじゃなく、脂質やたんぱく質もエネルギーにできるよね？」とも思いますよね。

栄養学の世界では、体が最も大量に必要とする栄養素である糖質、脂質、たんぱく質を「3大栄養素」といいます。そして、本来、たんぱく質は体の筋肉や臓器を作る材料として、脂質は細胞の膜や組織の膜の材料として使われています。

しかし糖質は、体の材料にはほとんど利用されていません。なぜなら、糖質の役割は酸素

呼吸に使われる燃料。つまり、体を動かし、生命を維持するエネルギーを生み出すための栄養素だからです。**たしかに体には、たんぱく質や脂質もエネルギーにできる仕組みがあります。しかし、それは糖質がとれなかったときに生命を維持するための補助的なもの。糖質からエネルギーを作り出すのが、私たちの体本来の仕組みなのです。**

実際、たんぱく質からエネルギーを作ると、アンモニアという有害な副産物が同時にでき、体にダメージを与えます。また脂質からエネルギーを作ると、さまざまな代謝のプロセスを経なければいけないため、これも体に多くの負担がかかります。

低糖質ダイエットを行うと、糖質を減らす代わりに、たんぱく質や脂質からエネルギーを得なくてはいけなくなります。それが体の中に有害物質を生みだし、細胞や臓器に負担をかけ、動脈硬化を進めたり、がんの発症率を高めるといった不具合を生み出すと考えられるのです。

つまり低糖質食は、あくまでも減量のための食事であって、積極的にやせる必要のない人たちにとって健康食とはいえません。だって、糖質は、私たちの体にとって最も自然で、不純物が出ないクリーンエネルギーなのですから。

アミラーゼ遺伝子が多い日本人は、ご飯を食べても太りにくい

かつての日本人は、1日3合のご飯を食べていた

世界にはさまざまな主食がありますが、生産量第1位の主食は何でしょうか？

答えは、トウモロコシ。メキシコの主食のトルティーヤは、トウモロコシの粉で作ったパンです。

第2位は我らが日本人の主食、お米。アジアを中心に広く食べられています。スペインでも、パエリアとしてたくさん食べる習慣があります。

第3位は小麦、第4位はサツマイモ、ジャガイモ、タロイモなどのイモ類。そして第5位はキャッサバ。ミクロネシア、ポリネシア、パプアニューギニアなどでは、キャッサバという植物の根からでんぷんを取り出し、それを使っておもちのようなものを作ります。余談です

が、最近日本で大ブームを巻き起こしたタピオカの原料が、じつはキャッサバです。

このように、世界にはいろいろな主食があります。どれも糖質たっぷりの食材です。このような主食により、世界各地の人々は命をつなぎ、文明を築いてきました。

そして日本人は、数ある主食のなかで、お米を選びました。

日本で稲作が始まったのは、およそ３０００〜４０００年前のことです。それ以前は野生のドングリなどを採集して糖質をとっていましたが、祖先はお米のおいしさにすっかりハマってしまったようです。苦労を重ねて水田を作り、より収量の多い品種を選び出し、ご飯を主食とする食生活を作り上げたのです。

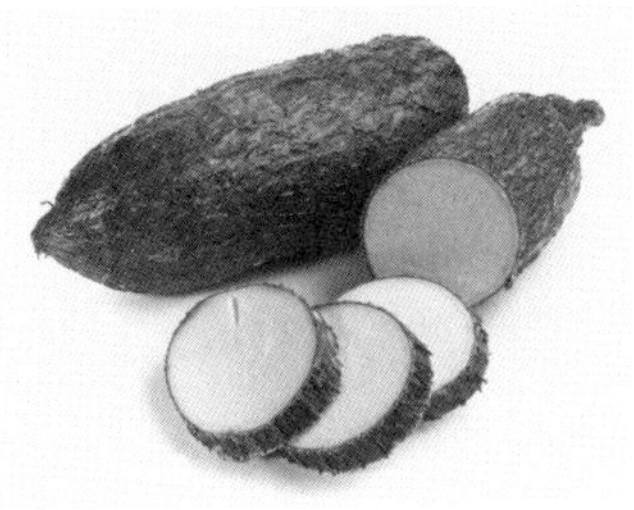

キャッサバを主食にする地域も多い

江戸時代以降、都市部では白米を主食にする食習慣が一気に広がりました。明治、大正、そして昭和と、白米文化は庶民にも広がり、高度経済成長期以前までは、日本人は１日３合ものご飯を食べていたとの記録も残っています。日本人はごく最近まで、世界で最もお米を食べる民族だったのです。

このようにご飯を主食に選び、長い間大切にし続けてきた日本人。おかげで私たちの体に思いがけない進化が起きていたことが、最新の研究で明らかになってきました。

なんと日本人は、ご飯を食べても太りにくい体質の人が多いことがわかってきたのです。

カギを握るのは「アミラーゼ遺伝子」

アメリカにあるダートマス大学のナサニエル・ドミニー博士は、世界のさまざまな民族のだ液を集めて、そこに含まれる**「アミラーゼ遺伝子」**という遺伝子の数を調べました。アミラーゼはだ液に含まれる、でんぷんを分解する酵素のことです。たとえば、ご飯をかんでいるとほのかな甘味を感じるのは、アミラーゼがでんぷんを糖に分解するためです。

解析の結果、でんぷんをあまり食べない民族のアミラーゼ遺伝子は平均4~5個ほどであることがわかりました。これに対し、日本人などでんぷんを多く食べる民族は、全体的にアミラーゼ遺伝子の数が多く、平均で7個あることが確かめられたのです。

アミラーゼ遺伝子が多い日本人は、作られるアミラーゼの量が多くなります。つまり、でんぷんをより速く、甘い糖に分解できるという特性があるといえます。

このアミラーゼ遺伝子の数の多さこそが、「ご飯を食べても太りにくい体質」に関係しているというのです。

ロンドンにあるキングスカレッジのマリオ・ファルチ博士は、アミラーゼ遺伝子が多い人と少ない人のＢＭＩ（世界共通の肥満度の指標）や体脂肪の量を調べました。その結果、アミラーゼ遺伝子が多い人はＢＭＩが低く、体脂肪の量も少ないことがわかったのです。さらにアミラーゼ遺伝子数が４個以下の人と９個以上の人を比べると、４個以下の人の肥満リスクは８倍高いという結果が得られました。

アミラーゼ遺伝子とＢＭＩや体脂肪率の関連については、ほかにも同様の報告が複数あります。オーストラリアでは、アミラーゼ遺伝子の数から太りやすさを調べる遺伝子診断も始まっています。

でも、なぜ、アミラーゼ遺伝子が多いと太りにくかったり、脂肪がつきにくいのでしょうか？

アミラーゼ遺伝子と、「肥満ホルモン」インスリンの関係

アメリカにあるモネル化学感覚研究所のポール・ブレスリン博士は、アミラーゼ遺伝子の数と、**インスリン**というホルモンの関係に注目しました。

インスリンはすい臓から分泌される、血糖値を下げるホルモン。ご飯を食べると、体内でブドウ糖に分解されて血液中へ送られ、血糖値が上がります。すると、すい臓からインスリンが分泌され、その働きで血液中のブドウ糖は筋肉などの組織や臓器の細胞内に取り込まれます。こうして血糖値が下がり、体内の血糖値が一定の範囲内で安定するのです。

ただし、このインスリンには、脂肪の分解を阻害したり、脂肪の蓄積を促進する働きもあります。そのため、別名「肥満ホルモン」とも呼ばれているのです。

ブレスリン博士は、アミラーゼ遺伝子の多い人と少ない人それぞれに、同じ量のでんぷんを食べさせ、分泌されるインスリンの量を調べました。すると、アミラーゼ遺伝子の多い人は、少ない人よりも、インスリンの分泌量が20%少ないことが判明。つまり、**アミラーゼ遺**

伝子の多い人は、でんぷんを食べたときに、「肥満ホルモン」であるインスリンの分泌量が少ないために、結果として肥満になりにくいことが明らかになったのです。

甘味を早く感じられれば、太らずにすむ？

それではなぜ、アミラーゼ遺伝子の多い人は、インスリンの分泌が少なくてすむのでしょうか。その鍵を握るものこそ、でんぷんがアミラーゼによって糖に分解されることで感じる「甘味」です。

アミラーゼ遺伝子が多い人は、だ液中のアミラーゼ酵素が多いので、でんぷんを食べると口内で素早く分解され、甘味を感じます。すると、甘味を感じた脳は、すい臓に「これから体内に糖が入ってくるぞ」と伝令。すい臓は、いち早くインスリンを分泌しはじめると考えられています。その後、血液中に吸収された糖は、すでに血液中で待ち構えているインスリンによって、次々と細胞内に取り込まれます。その結果、血糖値はすばやく下がるのです。

しかし、アミラーゼ遺伝子が少ない人は、でんぷんを食べても甘味を感じにくいため、脳からすい臓への指令が出ません。でんぷんが分解された糖が腸から吸収され、血糖値が上昇しはじめてから、やっとインスリンが分泌されるのです。

じつは、これが大問題。

血糖値がすでに上がりはじめた状態になると、それを察知したすい臓はできるだけ早急に血糖値を下げようとして、必要以上にたくさんのインスリンを分泌してしまうのです。

先述したとおり、インスリンは肥満を進めるホルモンでもあります。過剰なインスリンは、ブドウ糖を脂肪細胞へと取り込ませて蓄積し、さらに脂肪の分解を抑え込むため、結果として肥満を進めてしまうのです。

ちなみに、低糖質ダイエットで減量が可能なのは、この仕組みを逆に利用しているからです。血糖値を上げる栄養素は、基本的には糖質です。それゆえ、糖質を減らせば、血糖値が上がりにくく、分泌されるインスリンも減ります。その結果、摂取した栄養は脂肪にたまりにくくなるのです。

アミラーゼ遺伝子が多いために、少ない量のインスリンで効率よくでんぷんを体内に取り込むことができる日本人は、糖質で太る危険性が少ない体質を持っているといえます。とはいえ、そもそも肥満を防ぐためには、大食いがNGなのは大前提。よくかんでアミラーゼをたくさん出せば、より糖質で太りにくくなることも覚えておいてください。

日本人がご飯をたっぷり食べられるようになったのは、江戸後期からといわれています。それ以降、**数百年間、日本人はご飯を多く食べる生活を続けてきたために、体がそれに対応してアミラーゼ遺伝子が増え、太りにくい体質になったと考えられます。**

これまで、遺伝子は何千年、何万年も時間をかけて変わるものだと考えられてきました。しかし「食」は、わずか数百年という短い期間で、遺伝子まで変えてしまう力を持っているのです。

アミラーゼ遺伝子の数が多いことは、日本人が長寿である大きな理由のひとつとも考えられています。ご飯が健康の敵ではないということ、おわかりいただけましたか？

でも、日本人とご飯の驚くべき関係は、これだけではないのです。

注目の腸内細菌「プリボテラ菌」は、ご飯が主食の日本人の健康を支えてきた!?

お米好きのラオス人は、特殊な腸内細菌を持っていた

ご飯という主食が日本人にもたらした恩恵は、アミラーゼ遺伝子以外にもあります。それを知るために私たちは、東京大学の研究チームが行ったある調査に同行しました。

調査の舞台は、東南アジアのラオス。北部の山奥で暮らす、少数民族の村です。高床式の住居が建ち並んでいて、50人ほどの村人が暮らしています。水道やガスはなく、食べ物も自給自足。山の斜面に焼き畑を作り、そこでもち米を育てています。

村長さんに夕食に招かれた私たちは、その食事の内容に驚きました。小さな円卓に置かれたのは、ふかしたもち米が大量に詰められたおひつ。あとは、少しの野草と唐辛子の入った

みそだけです。

村長さんの家族は、おひつのもち米をちぎって器用に丸めては、どんどん口に放り込みます。おかずの少なさ以上に、その見事なご飯の食べっぷりに驚かされました。目を丸くしている私たちに「ひとり1日3合くらいは食べるね」と言って村長さんは笑いました。

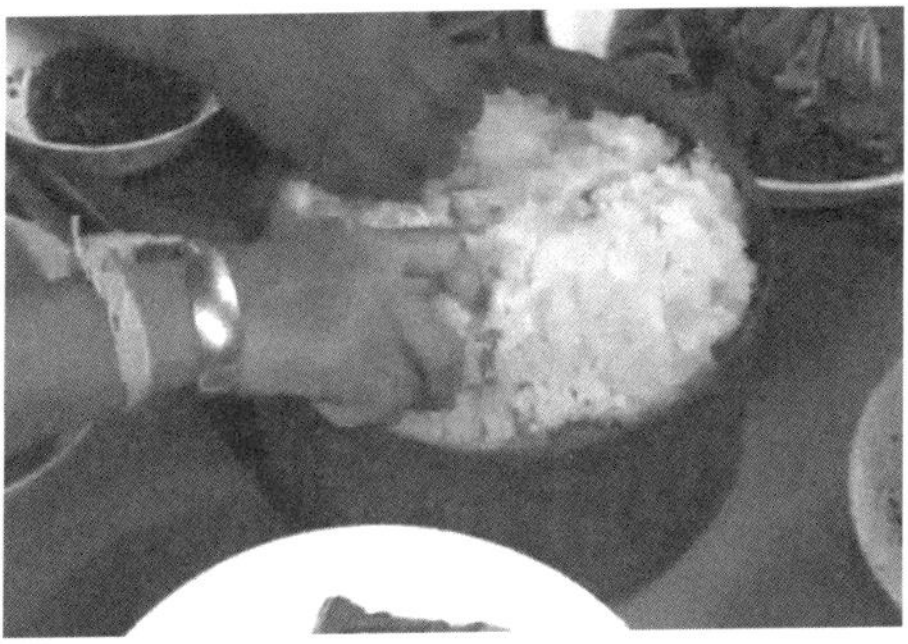
ラオス北部の少数民族の村の夕食

じつはこの食生活こそが、研究者がこの村を調査地に選んだ理由です。調査の目的は、「ご飯をたくさん食べることで、どんな腸内細菌が増えるのか？」ということ。現代の日本人が食べるご飯の量は1日1合ほどで、以前に比べるとずいぶん量が減っています。逆に、食の西洋化によって、脂肪の摂取量が増えました。
脂肪は、腸内細菌の組成に大きな影響を与えるといわれています。「高度経済成長期以前、ご飯をたっぷり食べていたころの日本人の食生活に似ている場所はないか？」。そう考えた研究者がたどり着いたのが、このラオスの村だったのです。

調査の方法は、村人に事前説明を行い、渡した容器に翌朝の便を入れて持ってきてもらうというものでした。それを日本に持ち帰り、大学の研究室で分析するのです。

この調査では、400人分の村人の腸内細菌が分析されました。その結果、全体の2割以上を占める、非常に多い腸内細菌の存在が明らかになりました。

それは**「プリボテラ菌」**という腸内細菌です。

ご飯が日本人に与えた恩恵「プリボテラ菌」

プリボテラ菌は、最近、その健康効果に世界の研究者が注目している腸内細菌です。この細菌はご飯など糖質をえさとし、短鎖脂肪酸という物質を放出します。この短鎖脂肪酸は腸から吸収され、私たちの体内に入ると、脂肪の燃焼を高めたり、動脈硬化の進行を防ぐことがわかってきたのです。

ご飯をたくさん食べてきた日本人の食生活は、腸内にプリボテラ菌を増やし、それによって日本人の健康を支えてきた可能性が高いと研究者たちは考えています。

そうなると、現在の日本人にプリボテラ菌がどのくらい残っているか知りたくなりますよね。そこで私たちは、慶應義塾大学の研究者に依頼し、日本人の腸内細菌の調査も行いました。

実験を行った場所は、お米どころである山形県の鶴岡市。ご飯をよく食べる人が多い地域ということで、ここが選定されました。

調査には、50人もの人が協力してくれました。その結果、個人差はあるものの、腸内細菌全体の平均10％ほどが、プリボテラ菌であることがわかりました。

食生活の変化によってプリボテラ菌は減っていましたが、まだある程度、存在していたのです。ちなみに、調査に協力してくれた慶應義塾大学の別の研究では、**ご飯を減らす低糖質ダイエットを行うと、プリボテラ菌は大幅に減る**こともわかっています。

ご飯という主食を愛し、たくさんご飯を食べ続けてきた日本人の体内では、遺伝子や腸内細菌の変化が起こり、それが日本人の健康を支えてきたともいえそうです。

実践編 1

あなたはご飯で太りやすいタイプか？ 簡単「クラッカーテスト」チェック法

アミラーゼ遺伝子の数を簡単チェック

あなたの体は「アミラーゼ遺伝子の数が多いか、少ないか」、簡単に調べられる方法があります。それは、**「クラッカーテスト」**と呼ばれる判定方法です。

実際にこの方法で、きちんと結果が出るのかどうか、実験を行いました。

実験には日本人15人、欧米などの外国人15人が参加。合図と同時に、でんぷんたっぷりのクラッカーを同時に口に入れます。飲み込まないように注意しながら、メトロノームが刻む一定のリズムでクラッカーをかみ続けてもらい、甘味を感じたら札を上げてもらいました。

すると、日本人が早い段階で15人全員の札が上がったのに対して、外国人ではなかなか上がらず、最終的に甘味を感じた外国人は7名ほどに留まるという結果に。その差は歴然でした。

この実験からも、日本人の平均的なアミラーゼ遺伝子の数はたしかに多いことがわかりました。それはつまり、太りにくい人が多いともいえます。

もちろん日本人のなかでも個人差があります。となると、「自分はアミラーゼ遺伝子が多いのか？ それとも少ないのか？」、「ご飯などでんぷんを食べて太りにくいのか？ 太りやすいのか？」を知りたくなってきますよね。

「クラッカーテスト」はとても簡単なので、次のページに示したやり方でぜひ試してみてください。

テストは、口の中がだ液で潤っている状態で行いましょう。でんぷんがだ液中のアミラーゼによって分解されてできる糖は、麦芽糖といい、砂糖のような強い甘味はありません。かすかにでも甘味を感じるまでの時間を測定します。

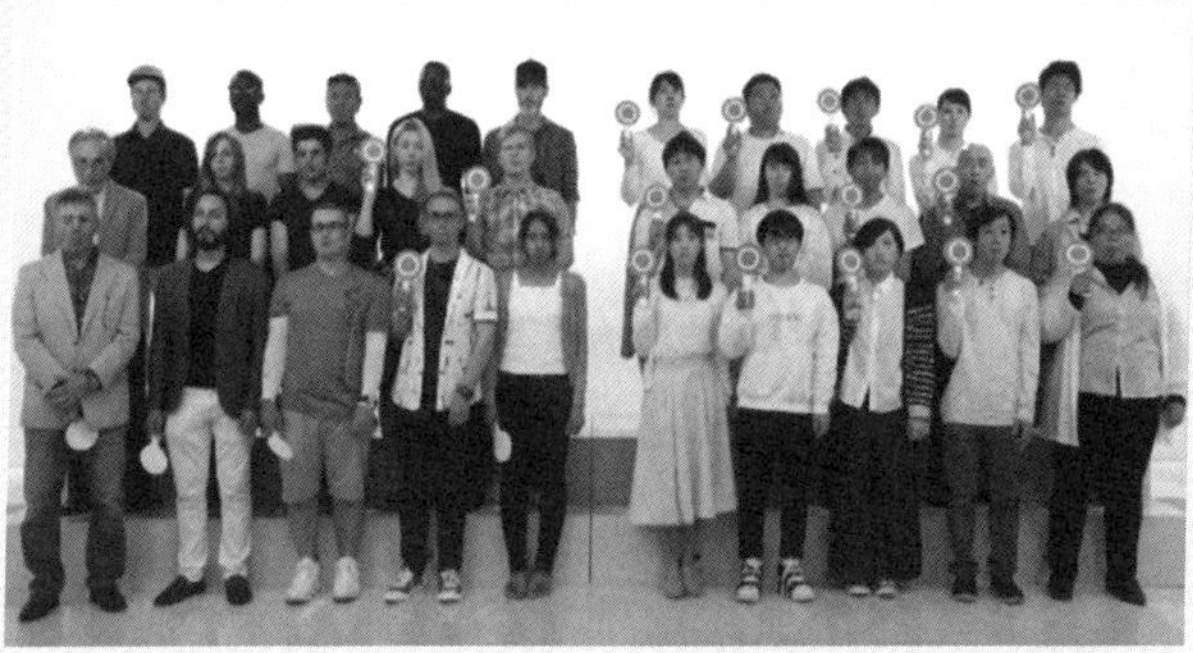

「クラッカーテスト」の実験の様子

「クラッカーテスト」☑

【準備するもの】

・無塩のクラッカー……半分　・ストップウオッチ

【やり方】

❶ クラッカーを口に入れ、一定のリズムでかみ続ける。このとき、飲み込んでしまわないように注意。

❷ ストップウオッチで、クラッカーを口に入れてから甘味を感じるまでの時間を測る。

【判定の仕方】

・30秒以内に甘味を感じた人
……アミラーゼ遺伝子が比較的多いと考えられます。

・甘味を感じるのに30秒以上かかった人
……アミラーゼ遺伝子が比較的少ないと考えられます。

「クラッカーテスト」でアミラーゼ遺伝子が少ないという結果が出た人も、「私はご飯を食べないほうがいいんだ！」と悲観する必要はありません。とっておきの方法があります。

それは「よくかむ」こと。かむ回数を増やせば、だ液がたくさん出るため、アミラーゼの量も多くなります。ご飯やパンをよくかんで、でんぷんが分解された糖のほのかな甘味を楽しみながら食事することを心がけてみてください。

日本人の主食、ご飯。効率よくエネルギーになるぶん、食べすぎれば肥満を招くことも事実です。だからといって控えすぎると、重大な疾患を招くリスクも高くなります。

自分の体質を知り、糖質と賢く付き合うことが大切なのです。

実践編2

GI値は、じつは頼りにならない!?「テイラーメイド食事法」の効果

血糖値を上げやすい食べものは、人によって異なる!?

医療の世界では、最近、遺伝子診断などで事前に体質を調べ、その人に最も適した治療法や治療薬を選択する「テイラーメイド医療」の実用化が進んでいます。ならば、食事についても、一人ひとりの体質に合った「あなただけの健康食」があってもよさそうなものですよね。じつは、それを実現に近づける「食事と個人差の関係」が、ビッグデータ解析から浮かび上がってきました。

私たちが訪れたのはイスラエルにあるワイツマン研究所。広大な敷地内に立ち並ぶ建物の中では、軍事から科学技術、医学まで、多岐にわたる分野での先端研究が行われています。

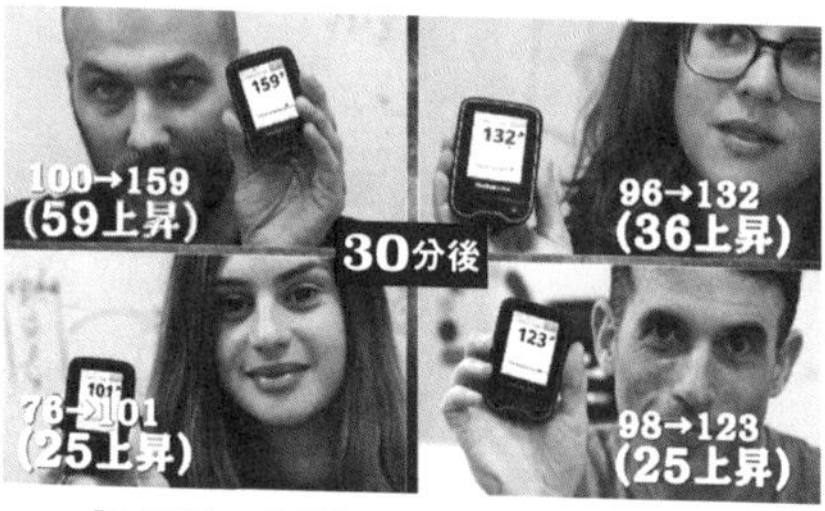

[血糖値の変化]ベーグルを食べたとき

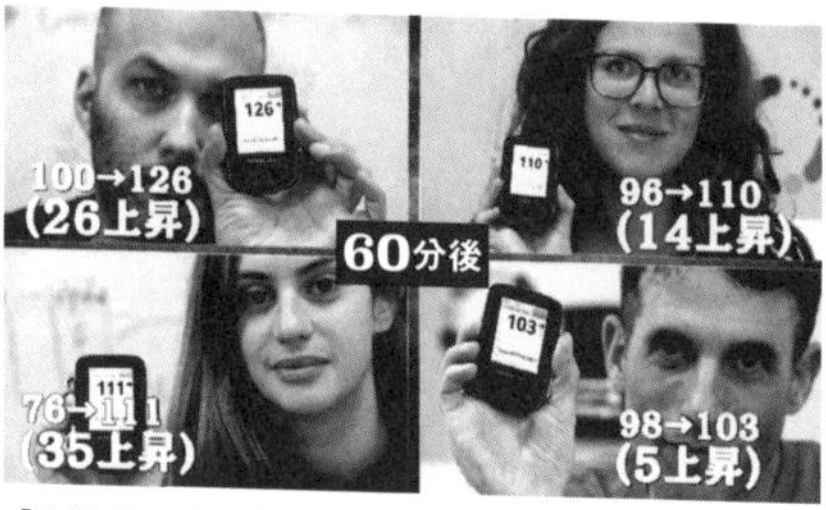

[血糖値の変化]チョコレートケーキを食べたとき

まさに、世界をリードする研究所なのです。この研究所で、糖尿病患者や予備群の人たちに対するまったく新しいコンセプトの食事療法**「テイラーメイド食事法」**が開発されました。

今回私たちは、この新たな食事療法が生まれるきっかけとなった実験の現場を見せてもらうことができました。研究所の一室、4名の実験参加者が座るテーブルの上には、ベーグルやチョコレートケーキ、バナナなど、糖質を含み血糖値を上げるさまざまな食品が並んでいます。実験参加者の腕には、血糖値の変化を常時モニターできる直径5㎝ほどの丸いパッチが貼られていました。

研究者の合図で、4人は配られたベーグルを一斉に食べはじめました。そして1時間後、4人の血糖値を測定しました。

血糖値が最も大きく上昇したのは画面左上の体格のよい男性。一方、血糖値の上昇が最も小さかったのは、画面左下のスリムな女性でした。

2時間の休憩をはさんで、今度はチョコレートケーキで同じように実験を行いました。このとき、最も血糖値が上昇したのは、先ほどの男性ではなく、ベーグルでは最も血糖値の上昇が小さかった画面左下のスリムな女性でした。

続いてはグリンピース。最も血糖値が上昇したのは、大柄な男性でもスリムな女性でもなく、色白な男性。またまた別の人物だったのです。

研究所では、800人の実験参加者について、同じような実験を行いました。その結果わかったことは、**「血糖値を上げやすい食べ物は個人個人で異なる」**という事実です。

従来、食品ごとの血糖値の上がりやすさは、GI（グリセミックスインデックス）という値で示されてきました。糖尿病患者や肥満者に対して、これまではこのGI値を頼りに、血糖値を上げやすい食べ物を避けるという食事療法が行われてきたのです。

たとえば、ベーグルのGI値は33、スパゲティは38、小麦パンは80、焼いたポテトは85など。

この数値が大きいほど、血糖値を上げやすい食品ということ。つまり、小麦のパンや焼いたポテトより、ベーグルやパスタのほうが血糖値を上げにくいので、おすすめとされてきた実績があるのです。

これまでは、「血糖値を上げやすい食べ物は、誰でも同じ」という前提で考えられてきました。しかし、このワイツマン研究所の実験から、話はそれほど単純ではないことが明らかになりました。

血糖値上昇の個人差を生み出すカギは〝腸内細菌〟

いったい何が、血糖値が上昇しやすい食べ物の個人差を生み出しているのでしょうか？

ワイツマン研究所のエリナフ博士とセガール博士はチームを組み、その理由を突き止めるためにさまざまな調査や研究を行いました。

先述の８００人の実験参加者について、血液やだ液、便などのサンプルを集め、血液成分やホルモン、遺伝子、腸内細菌などを分析。血糖値上昇の個人差を何が生み出しているのか、ビッグデータ解析を行ったのです。

その結果、血糖値上昇の個人差と最も強い関係があったのは、「腸内細菌」だということがわかりました。

私たちの腸内には、じつに1000種類、100兆個以上の腸内細菌が棲んでいます。腸内細菌は、消化吸収しきれず腸に届く栄養を食べてエネルギーを得て、代謝物を放出します。腸内細菌の種類は、食生活によって大きく変化するため一人ひとり異なり、まったく同じという人はいません。

さらに最近、腸内細菌が出す代謝物が、病気を引き起こしたり、逆に健康維持に深く関わっていることがわかってきました。この分野の研究は、世界中で活発化しています。そんななか、今回の研究からは、血糖値の上昇にも腸内細菌が深く関与していることが新たにわかったのです。

新開発の「テイラーメイド食事療法」の実用的な食事指導

血糖値に腸内細菌が深く関わっていることを突き止めたワイツマン研究所の研究チーム

は、腸内細菌を丹念にピックアップしていきました。そして作り上げたのが、「事前に便サンプルを分析して腸内細菌の種類を調べ、その人にとって血糖値が上がりやすい食べ物と上がりにくい食べ物を予測する」というシステムです。

私たちは、実際にこのシステムによるサービスを受けている男性のもとを訪ねました。

2年前に糖尿病を発症したというフェリックスさん（68歳）。奥さんの案内でリビングに通された私たちが見たのは、お気に入りのソファに座って、チョコレートをかじるフェリックスさんでした。

「糖尿病なのにチョコレートを食べて大丈夫なんですか？」

私たちの驚きを察したフェリックスさんは、にこにこ笑いながら話しはじめました。

「今日はバレンタインデーだから、妻からのプレゼントなんだよ。このアプリによると、1日20gまではチョコレートを食べていいんだよ」

そう言って、フェリックスさんはスマホを差し出しました。そこに映し出されていたのは、「フェリックスさんの体質に合った食事指導の内容」でした。

便サンプルから腸内細菌の種類を調べ、その結果導き出された、血糖値を上げやすい食品、上げにくい食品。その写真とスコアが、スマホに表示されています。10点満点で、血糖値を上げにくい食品ほど高得点。主食、肉料理、魚料理、野菜、果物などにカテゴリー分けされています。

ちなみにチョコレートは7点。フェリックスさんにとっては、チョコレートは比較的血糖値を上げにくいようです。続いて、主食のページも見せてもらいました。

「パスタは4点、結構、血糖値を上げてしまうね。ご飯は3点でもっとダメだ。クラッカーは9点で血糖値をかなり上げにくい食べ物。これはおすすめだね」

食事指導の内容は、食品単体のスコアだけではありません。イスラエル人がよく食べる、料理のスコアも表示されています。血糖値を上げやすい食材であっても、たとえば、脂やたんぱく質、酢など、他の栄養素と合わせることで血糖値が上がりにくくなったり、冷たい料理か温かい料理かでも血糖値の上がり方は変わってきます。

なかなか実用的な食事指導の内容だと感心させられました。

フェリックスさんはこの食事指導に従い、血糖値を上げにくい食品を中心にした食生活を半年間続けました。その結果、血糖値の平均値を示すＨｂＡ１ｃの値（6.0未満が正常／6.5以上が糖尿病）は、完全に糖尿病の状態である8.6から、正常値に近い6.4へと劇的に改善したのです。

テイラーメイドの食事療法を開発したエリナフ博士は、研究所の見学を終えた私たちにこう言いました。

「私たちは、新しいダイエット法が出たとか、あの食材が体によいとか聞くと、みんな一斉にそのダイエットを試したり、その食品を食べはじめたりします。でもそれはまったく非科学的です。だって、食べ物に対する体の反応は人それぞれ異なっていますし、健康によい食品は人それぞれ違うわけですから」

つまり、健康になれる食事の答えは、私たちの体の中にあるのです。

「これは世界中で、スタンダードな食事療法になるのでしょうか？」

私たちは尋ねました。

「これからは、個人個人の体質を見据えたテイラーメイドの食事療法が主流になっていくと思いますよ」と、エリナフ博士は微笑みながら答えてくれました。

実践編3 糖質制限をやってよい人、悪い人。「糖質」の賢い食べ方

飽食の現代、「最適な糖質量」とはどのくらいなのか？

現代はパン、麺、スイーツなど、ご飯以外にもおいしい糖質がいっぱいあります。これまでの人類は飢餓との戦いでした。生きるために、糖質をなるべくたくさんとろうと頑張ってきたのです。そして、脳もそれに適応する形で大きくなり、糖質がいちばんおいしいと感じるようになりました。

ところが今や飽食の時代。私たちにとって、最適な糖質の摂取量とはどれくらいなのでしょうか。

街で1万5000人に糖質制限に関するアンケートをとってみたところ、ご飯（糖質）を1

日1回に制限していると答えた人が、およそ3割にものぼりました。なかには、厳しい糖質制限ダイエットを行っているため、1日の糖質量を20g以下にしているという人もいました。

しかし、極端な糖質制限は大きなリスクになると警鐘を鳴らす医師もいます。

アメリカのボストンにあるシモンズ大学で、栄養学を研究しているテレサ・ファン教授の研究チームは、10代で糖質制限をしている少女を対象に研究を行いました。

「彼女は糖質制限と同時に激しい運動も続けていました。やがて彼女は髪の毛が抜けはじめ、疲労骨折をするなど、とても病気にかかりやすくなりました。たしかに糖質制限は、半年から1年といった期間では減量効果をあげることができます。しかし、長年続けると深刻な体のリスクが高まるのです」

人は糖質をとらなくなると、エネルギーが不足しますが、その代わりにたんぱく質や脂肪からエネルギーを生み出すことができます。だから、短期間でやせることができるわけですが、ここで問題が。前にも書きましたが、たんぱく質や脂肪を分解するときに出る有害物質が、体に負担をかけてしまうと考えられるのです。

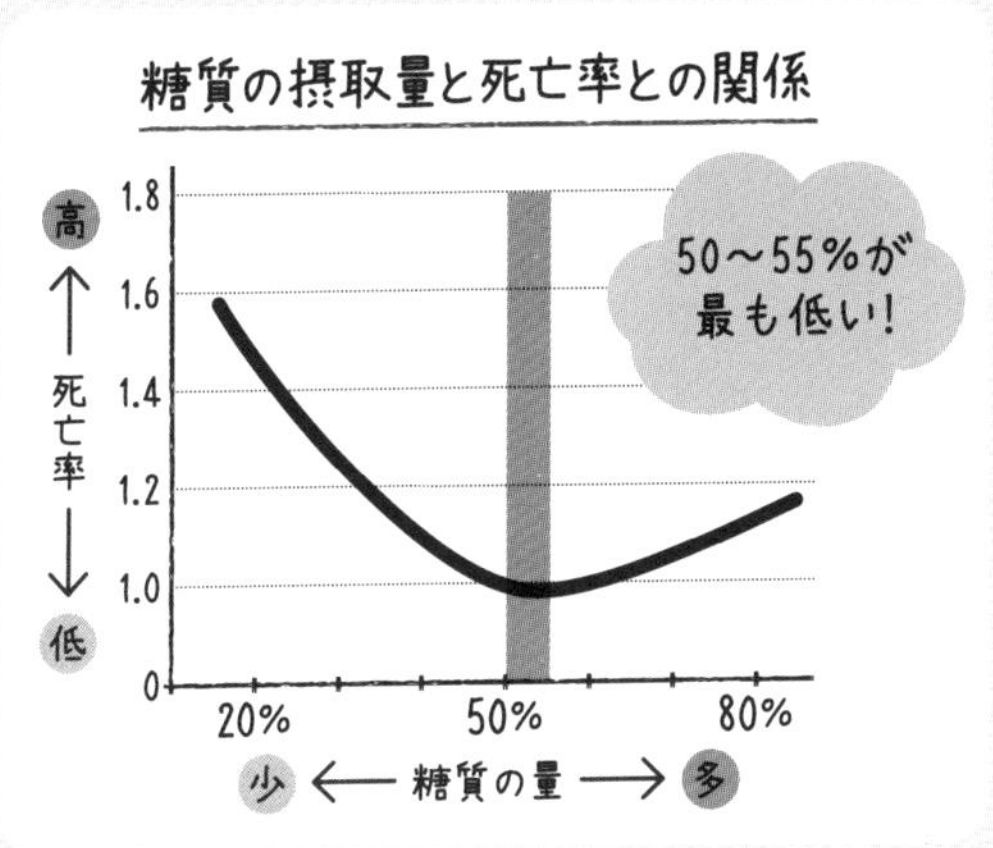

慶應義塾大学医学部の伊藤裕教授は、「糖質制限を行っていいのは肥満の人、糖尿病の人とその予備群だけ」と語り、近年の糖質制限ブームに危機感を抱いています。

「必要に応じて行う場合も、期間は1年以内。まったく太っておらず健康な人は、避けたほうがよいダイエット法といえます」

じつは最近、先進国で得られたおよそ1万5000人のデータが分析され、糖質の摂取量と死亡率との関係が明らかになりました。その結果では、長期間糖質の摂取量を減らすと、それにつれて死亡率が上昇。一方、とりすぎても生活習慣病になって死亡率が上がります。

最も死亡率が低い糖質の摂取量は、全カロリーの50〜55％。それをすべてご飯でとるとすれば、標準的な体型の大人の場合、毎食お茶碗1杯程度が適量となります。

日本の厚生労働省からも食事摂取基準値が出されています。それによると、日本人の40代女性であまり活発に活動しない人の場合、1日の糖質の適量は220g以上とのこと。この数値は、先述の先進国でとられたデータとほぼ変わりません。

75ページに、代表的な食品の糖質量をまとめました。この表を見ると、たとえば朝にごはんをお茶碗1杯、昼に親子丼、夜に明太子スパゲティを食べると糖質が236・3gという計算になります。こうしてみると「意外と食べていいんだ」と、気持ちが楽になりませんか？

「太りやすい糖質」と、「太りにくい糖質」がある

ここで**気をつけなくてはならないのが、「主食以外からの糖質量」です。3回の食事のほかにおやつを食べてしまうと、あっという間に1日の理想的な糖質量をオーバーしてしまいます。**

甘いものの誘惑につい負けてしまったり、食べたいと強く思っていなくても、つい手が出てしまうという人も多いのではないでしょうか。

「デザートを食べたいから、ご飯はお茶碗半分くらいにしよう」

などというのは、じつは大間違い。ご飯はご飯、砂糖は砂糖。同じ糖質のように思えます

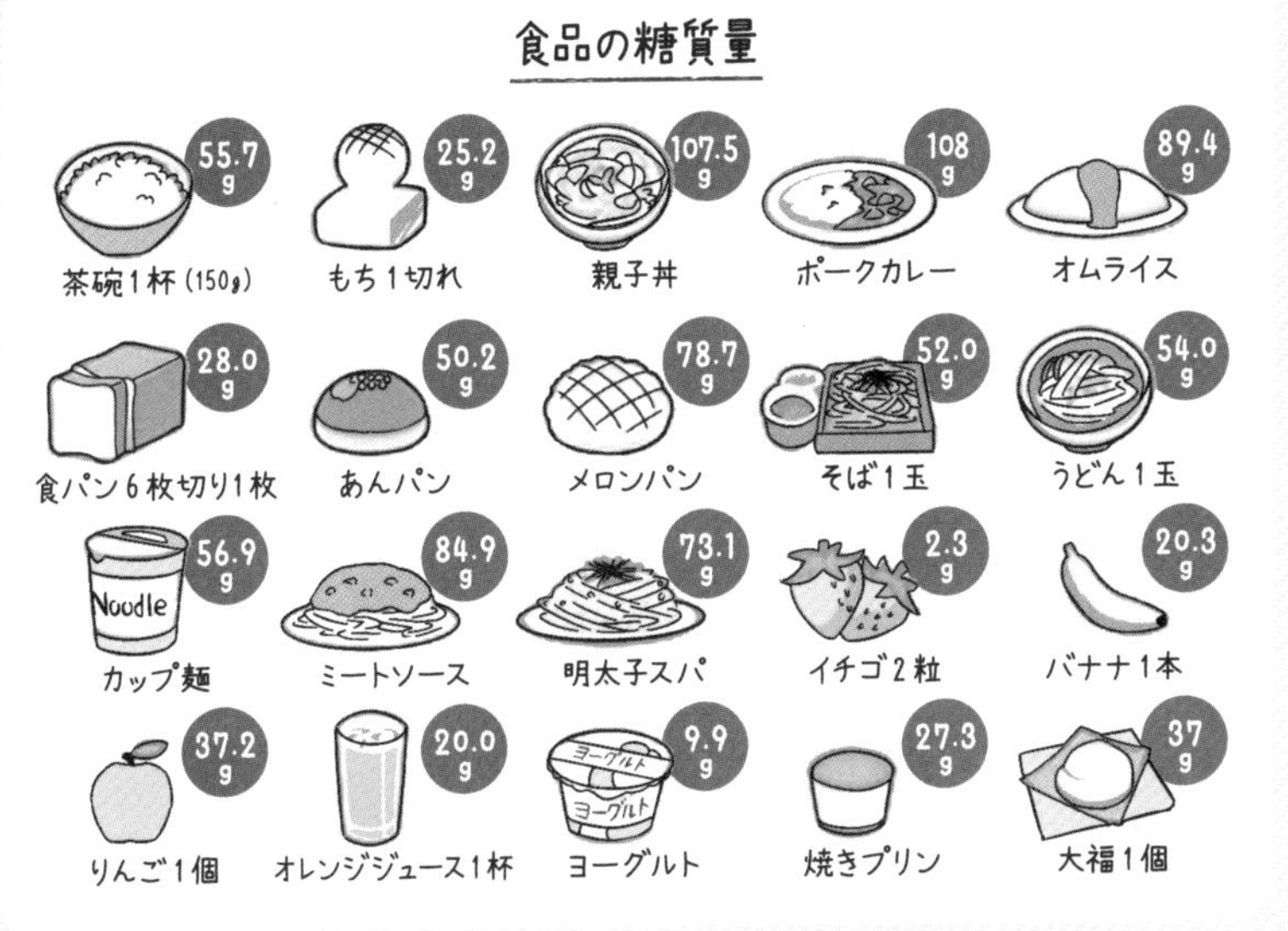

文部科学省「日本食品標準成分表2015年版（七訂）」より

が、この2つはまったく違うものなのです。

砂糖、はちみつ、果物に含まれる果糖は、分解する必要のない単糖類、もしくは二糖類。ご飯、パン、麺類などは単糖類がたくさん集まってできた多糖類です。

砂糖をたくさんとってしまうと、一気に血糖値が上がります。するとその血糖値を元に戻そうと、インスリンが過剰に分泌されます。それが肥満や糖尿病を招くのです。

しかし、同じ糖質でも、ご飯をよくかんで食べれば、それが胃に入り、時間をかけて消化されていきます。しかも、ご飯には炭水化物のほか、ビタミン、ミネラル、たんぱく質、食物繊維など、さまざまな栄養がバランスよく入っています。決して、砂糖と同じものではありません。

だから、「ご飯は角砂糖何個分の糖分」というように単純に置きかえ、過剰に危機感を抱くのはナンセンス。スイーツは、ご飯の代わりにはならないのです。

「太りやすい糖質」の正体

ついとりすぎてしまう糖質のなかで、最も注意したいのは「果糖ブドウ糖液糖」。多くの甘い清涼飲料水によく含まれている成分ですが、いわゆるジュースを避ければいいのかというとそうでもなく、ノンオイルドレッシングや焼き肉のたれなど、身近なものにも入っていることが多くあります。

これは主にとうもろこしから人工的に作られた甘味料で、甘味が強く、体内に吸収されるのが非常に速いのが特徴です。清涼飲料水や市販のお菓子にたくさん含まれているので、とりすぎると知らぬ間に糖のとりこになってしまうことも。

「吸収の速い糖質をたくさんとり続けると、脳のA10神経系が刺激されてドーパミンが出ます。これは強い快楽をもたらすので、脳がこれを覚えてしまい、空腹に関係なく、脳は糖を

糖質依存チェックリスト

- □ 甘いものだけで食事をすませることが週2日以上ある
- □ 甘いものを食べることで、ストレスを解消している
- □ お腹はすいていないのに、何かしら食べたくなる
- □ ついつい、甘いものを買いすぎてしまう
- □ 食べはじめたお菓子が止まらなくなってしまうことがしばしばある

強く欲しがるようになってしまうのです」

その結果、脳が「糖質依存」に陥り、お腹がすいていなくても、何か食べたいという気持ちが止められず、習慣でどんどん手が伸びてしまうのだと、精神科・心療内科医の渡邊真也さんは言います。

「糖質依存」は、アルコール依存や麻薬依存と同じです。食べると甘さが口の中で広がり、それがすぐに脳に伝えられて、味覚が麻痺してしまうのです。

あなたは糖質依存に陥っていませんか？　上のリストで簡単にチェックしてみましょう。

上の5つのうち、2つ以上当てはまる人は糖質依存予備群、3つ以上当てはまる人は糖質依存の可能性があります。依存というのは、1つのものばかりとることによってなりやすく、加速します。抜け出すためには、意識し

ていろいろなものを味わうことが重要です。いろいろな味、多彩な味の変化を楽しみましょう。

食物繊維で腸内細菌を育てることも重要

血糖値は、腸内細菌の状態をよくすることでも上がりにくくなります。腸内細菌は私たちがお腹の中で飼っているペットのようなもの。よい状態を保つためには、えさをあげなくてはなりません。

そんな腸内細菌のえさになるのが、**食物繊維**です。

食物繊維には、水に溶けない性質のものと、溶ける性質のものがあります。腸内細菌が好んで食べるのは、水に溶ける水溶性の食物繊維。アボカド、納豆、ごぼう、じゃがいも、にんじん、わかめ、らっきょう、ひじき、なめこ、キウイなどに多く含まれています。食事のときに意識して加えることで、腸内細菌を育て、太りにくい体を作ってくれるはずです。

実践編4
「1975年の日本の食事」へ戻れ！食材数を増やし、一汁三菜的な和食に

日本の食卓は、戦後どう変わった？

ご飯を主食に、さまざまな食材のおかずを合わせる日本の食。実際、日本の食事に使われる食材は、世界各国の料理のなかでもかなり豊富だといわれています。こうした日本の食事は健康効果が高いことを確かめた興味深い研究があります。

東北大学の都築毅教授は、1960年、1975年、1990年、2005年の各年代の典型的な日本の家庭料理が健康長寿におよぼす効果について調べました。この4つの年代を選んだ理由は、日本の食事が急速に変化していった節目の時代だからです。

1960年は高度経済成長以前で、日本が今ほど豊かではなかった時代。おかずは今より

各時代の典型的な日本の家庭料理

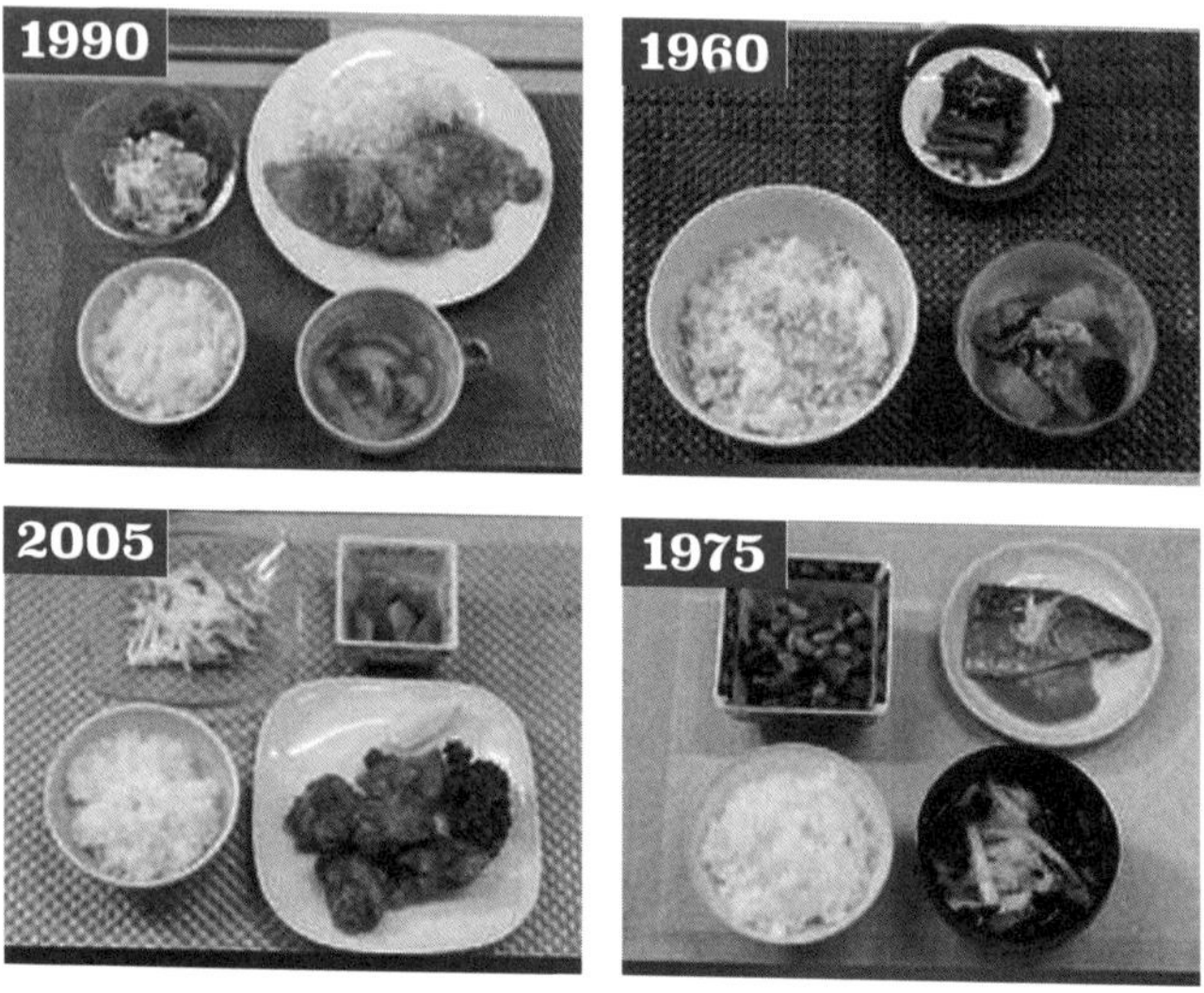

かなり少なめで、味の濃い煮物を一品に、漬物と汁物、大盛りのご飯といった内容でした。

1975年は、高度経済成長を反映して、食卓が豊かになった時代。ご飯の量は減り、代わりにおかずの種類が増えています。焼き魚や煮物、野菜のおひたしなど、一汁三菜的な典型的な和食という印象です。

1990年の食事は、食の西洋化の影響を受け、朝食にはパンが登場。唐揚げやミートソーススパゲティなど、西洋的なおかずも増えてきます。2005年はこの西洋化がさらに進んだメニューです。

研究では、資料を集め、各年代の典型的な家庭食のメニュー1週間分（3食×7日間）を作りました。すると、食事に使われる食材の数が明らかに違うことがわかったのです。

1960年食は1日あたり平均10・5種類、1975年食は18・8種類、1990年食は17・4種類、そして2005年食は16・9種類。多様な食材が手に入る現代ほど食材の数は多いと思いがちですが、じつは1975年のほうが現代の食事よりも食材数が豊富だったのです。

健康長寿効果が高いのは、1975年の日本の食事

では、どの年代の食事が、最も健康長寿効果が高いのでしょうか。

研究では、各時代の食事を丸ごとフリーズドライして粉砕し、それぞれマウスに食べさせました。その結果、マウスが最も長生きしたのは1975年の食事を食べたグループで、90日間も生きたのだそう。逆に最も短命だったのは2005年の食事を食べたマウスで、30%近くも寿命が短くなっていました。

この結果を受け、都築教授は人間でも確かめました。実験に参加してくれた人たちを2つ

のグループに分け、最も長寿だった1975年の食事と最も短命だった2005年の食事を、それぞれ1か月間食べてもらったのです。

1か月後に測定すると、1975年食を食べたグループは、2005年食を食べたグループよりも明らかに中性脂肪値の改善や内臓脂肪の減少などの健康効果が確認されました。これは想定内の結果と思われるかもしれません。しかし都築教授は、なぜ1975年の食事は健康長寿効果が高いのか、さらなる分析を行いました。続いて、各年代の食事にどんな健康長寿成分が含まれているかを分析したのです。

その結果、**食材が豊富な1975年食には、最も多くの種類の健康長寿成分が含まれていることがわかりました。例をいくつか挙げると、野菜に含まれるβカロテンやビタミン類、海藻のミネラルやアルギン酸、魚に含まれるDHAやEPAなどの脂質、大豆に含まれるイソフラボン、だしやみそなどの発酵食品に含まれるアミノ酸などです。**

一方、1990年食や2005年食は、食の西洋化の影響で脂肪の量が多いことが、寿命を縮める原因になっていることもわかりました。

〝ご飯〟がもつ本当のパワーとは？

この研究の結論は、「1975年食の健康長寿効果が高いのは、使われている食材が豊富なおかげで、よりたくさんの種類の健康長寿成分をとることができるため」ということ。ご飯とはあまり関係がないような気がしますね。でも、研究を行った都築教授によると、そこには、さまざまな食材を引き寄せる「ご飯のチカラ」があるといいます。

「パンとご飯、それぞれに合うおかずを想像してみてください。ご飯は味が淡泊なために、どんな食材ともよく合います。**伝統的な日本の食事の食材の多彩さは、主食であるご飯のうえに成り立っているといっても過言ではありません。日本人はご飯を主食に選んだことで、健康長寿につながる食生活を実現できた可能性が高い**のです」

都築教授は現在、腸内細菌の研究を行っています。じつは、食材が多様になると、腸内細菌の種類も多様になり、健康効果が高まることがわかってきているのです。

ご飯がつなぐ多様な食材。そしてその多様な食材が生み出す健康長寿効果には、これからもまた新たな事実が明らかになるかもしれません。

忙しい現代、便利さの追求によって、加工食品や外食の機会が増え、日本人が食べる食材の数は減り続けています。食材が豊富なおかげで健康効果の高い伝統的な日本食を、私たちは今、失いつつあるのです。

一方、海外では、その日本食の魅力に多くの人々が気づきはじめているのは、なんとも皮肉なこと。「多様な食材を食べること」――それは健康食を考えるうえで、とても大切なキーワードになりそうです。

（兼子将敏）

第2章

「塩」がないと、なぜ物足りないのか？

〜とりすぎると命を縮める！塩との“幸せな”付き合い方〜

おいしい料理に欠かせない調味料だけれど、とりすぎれば高血圧や病気を招いてしまう「塩」。最新の研究で、じつは私たちはほとんど塩をとらなくても生きられる体に進化していることがわかってきました。それなのにどうして、これほど塩を求めてしまうのでしょうか？ その“本当の理由”を探って、塩と人類の壮大な歴史を紐解いてみました。人類の進化から、あなたの「適塩」が見えてきます。

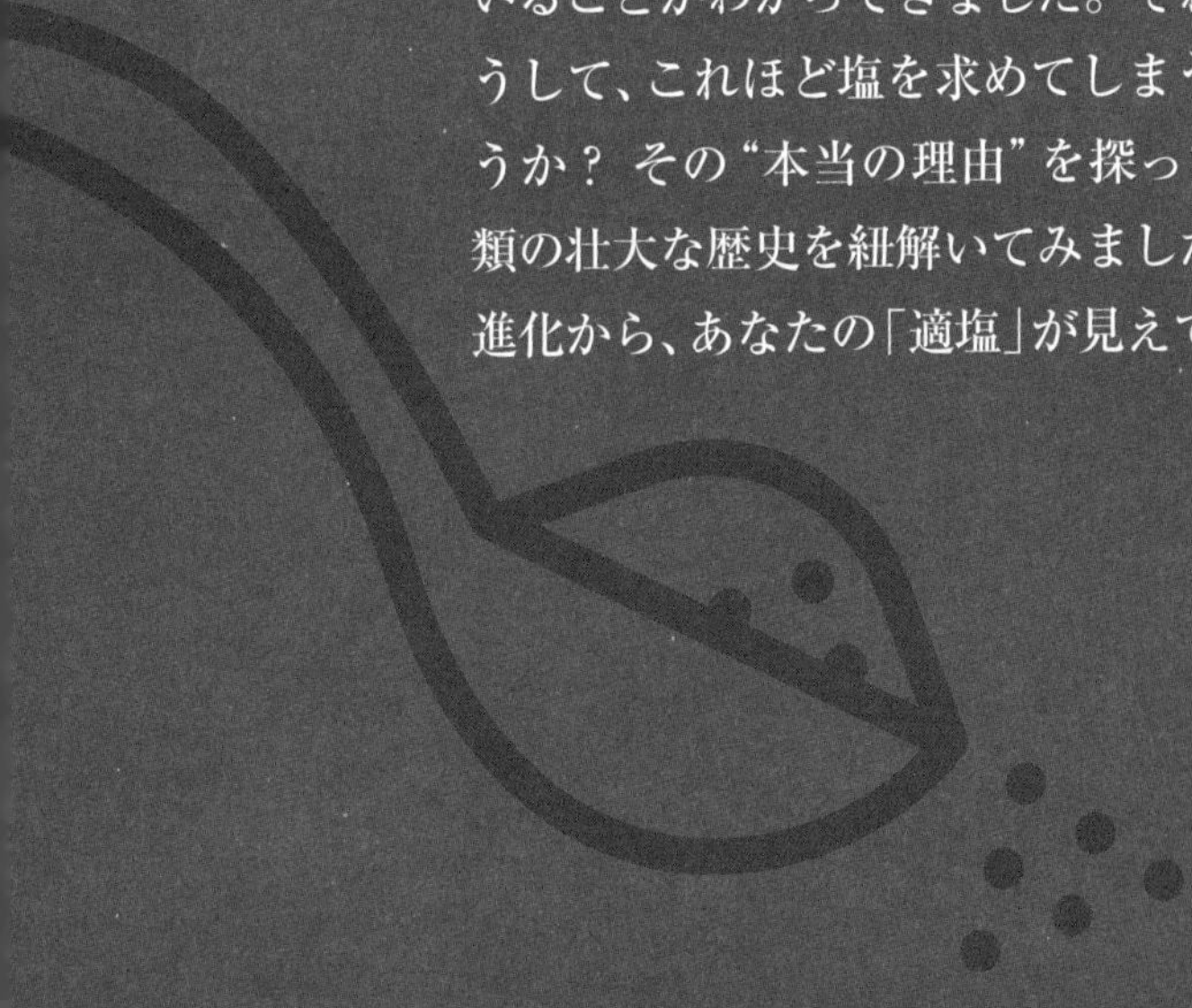

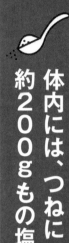

体内には、つねに約200gもの塩が保たれている

生命を維持するためには、ナトリウムが欠かせない

塩は、一流レストランの料理からファストフードまで、ひと振りでなんでもおいしくしてくれる〝魔法の調味料〟。でも、とりすぎると、動脈硬化に脳卒中、高血圧、がんなどの怖い病気を招いてしまいます。

「塩分は控えめにしているから大丈夫」と言うあなたも、他人ごとではありません。なんと**最新研究で、脳が過剰に塩を求めてしまう「塩中毒」に陥る危険性は、誰にもあることが明らかになってきたのです。**

「塩は人類にとって、最初の麻薬ともいえるでしょう」

そう語るのは、塩と人類の関わりを研究するルーマニアの人類学者マリウス・アレクシアヌ教授。生命の維持には欠かせないといわれている塩で、逆に命を縮めるなんて。なぜ、そんなおかしなことになってしまったのでしょうか。

その答えはなんと、壮大な人類の進化に秘められていました。

そもそも、私たちの祖先は塩たっぷりの海水の中で過ごしていました。そこで、塩の主成分である**ナトリウム**を体に取り込んで使っていたのです。ナトリウムを使うようになったのは、単に周りにたくさんあったために、偶然そうなったのだと考えられています。

そして、そのシステムを受け継ぎながら進化した子孫である私たちも、ナトリウムなしでは生きられません。

卵子と精子が出会い、新たな命が生まれる受精の直後、受精卵の表面に、さざ波のように電気が伝わることで小さな命が活動を始めます。

じつはこのとき、細胞に電気を伝える引き金となるのが、ナトリウムなのです。さらに、私たちの心臓や脳の神経などの細胞も、ナトリウムが生み出す電気エネルギーによって活動していきます。海の中で生命が誕生して以来、ナトリウムを使って命を維持する仕組みをずっと受け継いできたのです。

ところが、今からおよそ4億年前、私たちの祖先は誰もライバルのいない新天地へと踏み出しました。そう、海から陸へ上がったのです。

陸に上がった祖先は、海から離れ、誰もライバルがいない内陸へどんどん進出していきました。そして、2億5000万年前、祖先は爬虫《はちゅう》類のような形に進化。陸上で繁殖しはじめます。

ところが、陸の上は海のように、つねに周りにナトリウムがある状態ではありません。祖先たちは命の危機に直面してしまいます。

そこで塩不足を乗り切るために、祖先はある部分を進化させました。

それは、「舌」です。

腎臓の進化で、それほど塩をとらなくても生きていけるように

塩味を感じるセンサーとして舌が発達した祖先は、土の中などにあるわずかな塩を見つけ出して、体にナトリウムを取り込むことができるようになりました。現在の私たちの舌は、その鋭敏な感覚を受け継ぎながら、さらに進化を重ねたものです。

人間の舌の表面を電子顕微鏡で30倍に拡大して見てみると、無数のひだに囲まれた、丸い部分が見えます。さらに拡大して見ると、そこには小さな穴があいています。この穴の中に、たまねぎのような形をした味蕾《みらい》と呼ばれる器官があります。ここで、私たちは味を感じるというわけです。

味蕾の中には塩味、甘味、苦味など、感じる味ごとに別の細胞があります。そのなかでもとくに発達しているのが、塩味を感じる細胞なのです。

人間の味蕾は、舌全体でおよそ1万個もあります。一方、塩たっぷりの海に暮らす魚たちの味蕾の数は、200個ほど。しかも、塩味にはほとんど反応しません。

私たちの舌が塩を敏感に感じるのは、陸上で生き抜くためだったのです。
そしてもうひとつ、陸上で生き抜くために私たちはある部分を進化させました。
それは、**「腎臓」**です。

腎臓は、おしっこを作って体の外に老廃物を排出する働きがあります。じつはそのとき、血液中のナトリウムのほとんどが、いったん尿の中に出て行ってしまうのです。そのまま大切なナトリウムが尿と一緒に体の外に捨てられてしまったら大変！　そこで、塩の乏しい陸上で暮らしはじめた私たちの祖先は、腎臓のすごい能力を進化させました。
腎臓の表面を拡大すると、小さな吸い込み口がたくさんあいています。この穴には、尿の中に出てしまったナトリウムを再び取り戻すという精巧な仕組みが備わっています。この進化によって、**99％以上のナトリウムが再び血液中に取り戻され、体内にはつねにおよそ200gの塩が保たれるように**なりました。この仕組みのおかげで、私たちはそれほど塩分をとらなくても生きていくことができるようになったのです。

〝無塩文化〟から学ぶ最適な塩分量は、1日に1〜3g!?

塩をまったく食べない！　マサイの人々の秘密

私たち取材班はケニアを訪ねました。アフリカ最高峰・キリマンジャロのふもとに、ゾウ、ライオン、シマウマなどたくさんの野生動物が暮らしています。この大自然の中で〝塩を食べない食生活〟をしているのが、高く華麗にジャンプする姿で有名なマサイの人々です。

でも、彼らが普段どんな食事をとっているのかについては、知らない人も多いのではないでしょうか？

私たちは1週間にわたって、彼らの生活に密着させてもらいました。すると意外なことに、大人も子どももお年寄りも、口にするのは牛やヤギのミルクだけ。朝食もミルク、小腹がす

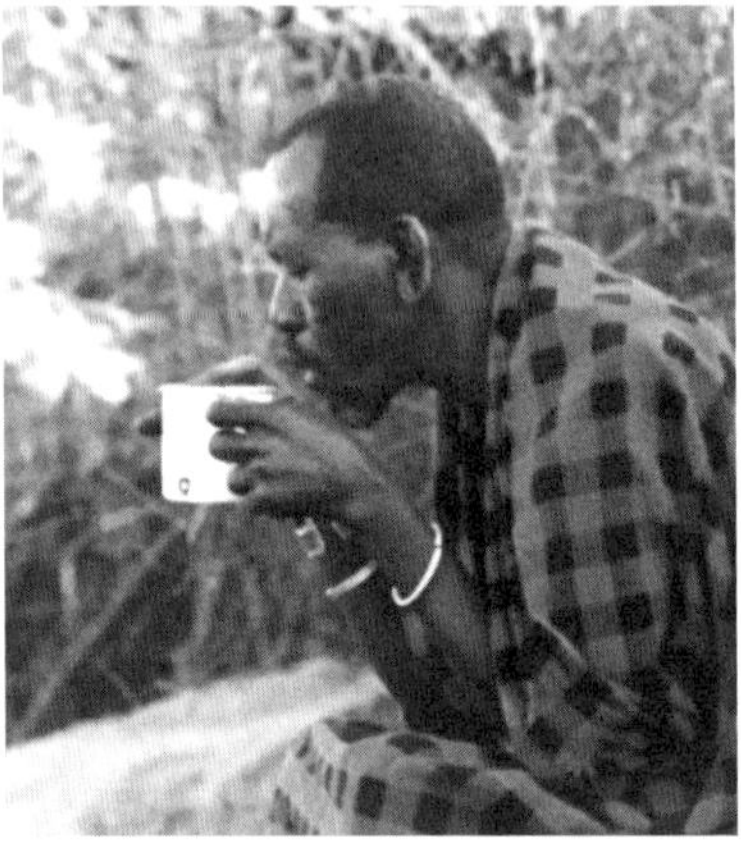

ミルクだけしか口にしないのに
マサイの人々は健康そのもの

いたらミルク、夕食もミルク……結局、食事らしい食事をしている様子を見ることはありませんでした。

不思議がる私たちに、マサイの長老が教えてくれました。

「私たちの食事はミルクだけです。特別なときには肉も食べます。干ばつのときは、牛の血液を飲むこともあります。でも、それさえあれば、ほかの食べ物は必要ないのです」

にわかに信じがたいことですが、マサイの主食は「ミルク」。大人は1日に2ℓも飲むといいます。そして、塩は口にすることがありません。そもそもマサイの言葉には、〝塩〟を意味する単語すらないというのです。

では、マサイの人々の塩分摂取量は〝ゼロ〟なのかというと、そうではありません。じつは、牛乳には100mℓあたりおよそ0.1gの塩が含まれています。つまり、1日2ℓ飲む人は、およそ2gの塩を摂取している計算になります。私たち日本人の平均塩分摂取量はおよそ10

gといわれていますので、およそ5分の1の量という少なさです。

マサイの人々は、飼っている牛を「白い大地」に連れていくことがあります。その土はマサイ語で「エンボレイ」という、動物のための塩。砂や泥が混ざっているため人間は食べませんが、牛はこの塩が大好物。土をなめることで、そこに含まれる塩分が体に取り込まれ、ミルクにも溶け込みます。人はそれを飲んで必要な塩分を摂取しているのです。

そんなマサイの人たちに、私たちが普段、料理などに使っている塩を味見してもらいました。すると……まるで、毒でもなめたかのような反応でした。

高血圧ゼロ！〝無塩文化〟の人々

じつは、マサイのように塩を食べない暮らしをしている人々は、世界各地にいることがわかっています。

たとえば、アマゾンにはヤノマミと呼ばれる狩猟採集民がいます。彼らの主食は野生動物や川魚などですが、やはり塩で味つけすることはありません。そして、塩分摂取量はマサイよりもさらに少なく、1日1g以下ともいわれています。こうした塩を食べない食生活は

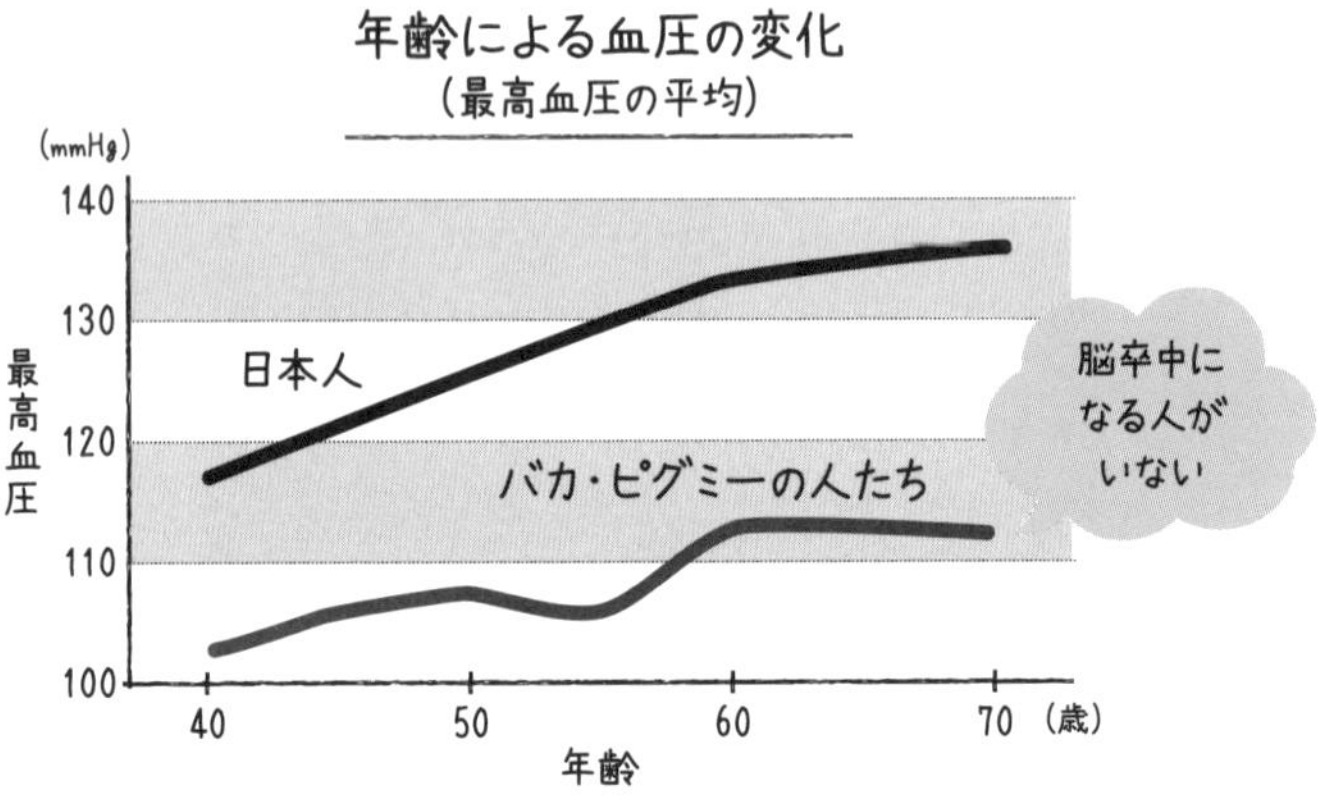

"無塩文化"とも呼ばれ、食材に含まれる1日1〜3gほどのわずかな塩分摂取量で生きているのです。

さらに、こうした無塩文化の人々の健康状態を調査したところ、驚きの事実がわかってきました。上のグラフは、カメルーンの先住民族で、やはり塩なしの生活を続けているバカ・ピグミーの人々と日本人の血圧調査の結果です。

日本人の場合、30代のころは最高血圧が110㎜Hgほどですが、年齢とともに血圧は次第に高くなっていきます。一方、バカ・ピグミーの人々は血圧の上昇がとても緩やかです。60代になっても最高血圧が110㎜Hg以下の人も珍しくありません。調査からは、脳卒中になる人がいないことも明らかになりました。

同様の結果は、ほかの無塩文化の人々を対象に行われた研究でもわかっています。**無塩文化が教えてくれるのは、「人間は本来1日1〜3gの塩分さえあれば十分に生きていける」ということ。それだけの塩分摂取なら高血圧をはじめとする病気のリスクに悩まされることもない**のです。

減塩しすぎにリスクはあるのか？

では逆に、塩を減らしすぎることで問題は起きないのでしょうか？

じつは、まだ医学的な結論が出ていません。というのも、**「塩分摂取量が少なければ少ないほど死亡率が下がる」という研究結果もあれば、別の研究では「1日4g未満になると死亡率が上昇する」という報告もあり、研究者の間で今も議論が続いています**。

慎重な立場をとるならば、1日4g未満の減塩には注意が必要ということになりますが、食事にしょうゆやみそを好んで使う日本人の食生活を考えれば、そこまでの厳しい減塩を達成できる人のほうが少ないでしょう。

減塩しすぎのリスクについては、それほど心配する必要はなさそうです。

塩は昔、健康を守るために欠かせない〝薬〟だった!?

「農耕」による食の変化が、塩の必要性を高めた

陸上で生き抜くために、必要最小限の塩で生きられる体を手に入れた私たち。それなのにいったいなぜ、いつから、大量の塩をとるようになってしまったのでしょうか?

その謎を解き明かすために、私たちがやって来たのはルーマニア。ここでおよそ8000年前に、人間が自らの手で大量の塩を作り、とりはじめた証拠が見つかったのです。それを突き止めたのは、アレクサンドル・ヨアン・クザ大学のマリウス・アレクシアヌ教授。私たちは、彼らに〝人類最古の塩作りの現場〟だという場所に連れていってもらいました。

現場には、石で覆われた湧き水があり、マリウス教授はその湧き水に手を伸ばして指にと

り、口に運ぶと、こう言いました。

「とても刺激的な味！　口にすると喜びを感じますよ」

じつはこの湧き水には、海水の7倍もの塩が含まれていました。これを燃やした炭に振りかけ、塩の結晶を取り出したのが、世界で最初の塩作りだったと考えられています。

マリウス教授は、8000年前というタイミングに注目しました。同じころ、祖先たちがもうひとつ、「あること」を始めていたからです。

それは、穀物や野菜を大量に育てる「農耕」です。

人類が農耕を始めたのは、およそ1万2000年前。それがルーマニアにまで伝わったのが、8000年前。まさに塩作りが始まった時期とぴったり一致します。その後も農耕が広まるにつれて、各地に次々と塩作りが広まっていきました。

「農耕を始めたことで、祖先は穀物や野菜を多く食べるようになりました。その食の変化が、塩をよりたくさんとる必要性を高めたと考えられるのです」

農耕を始めたことで多くの塩が必要に？　農耕と塩に、どんな関係があるのでしょうか？

マリウスさんの考えた説はこうです。

農耕によってたくさんの穀物や野菜を手に入れた祖先は、それさえあれば、お腹を満たすことができるようになりました。ところが、お腹は満たされているはずなのに、なぜか不調を起こす人が増えたのだといいます。その不調の原因は、ナトリウム不足にあります。

製塩技術が発達したのは、「塩をとると体調がよくなる」から

じつは穀物や野菜には、ナトリウムがほとんど含まれていません。逆に野菜などに多く含まれる**カリウム**という物質が思わぬ問題を引き起こしたと考えられます。

カリウムは人体に必要な栄養素。しかし、血液中に増えすぎると不整脈が起き、最悪の場合、心臓が止まってしまうことも。そこで腎臓には、とりすぎたカリウムを体の外に捨てようとする大事な役割があります。

腎臓は、前に説明したように尿の中から大事なナトリウムを血液中に取り戻す精巧な働きを持っています。ところが、尿の中にカリウムがたくさん流れてくると、腎臓は同じく尿の中にあるナトリウムを使ってカリウムを排出することを優先させる仕組みになっています。

そのため、**カリウムの多い農作物を食べれば食べるほど、尿の中のナトリウムは血液中に取**

り戻されず、カリウムとともに体外に捨てられてしまいます。その結果、ナトリウム不足に陥ってしまうリスクがあるのです。

そこで編み出されたのが、ナトリウムの塊である塩の結晶を人の手で作り出す製塩技術。つまり、農耕を始めたころ、**祖先たちが必死に手に入れようとした大量の塩は、ナトリウム不足を克服するためのサプリメント**だったとマリウス教授は考えているのです。

「塩は当時の人々の健康を守るために、欠かすことのできない薬のような存在だったに違いありません」

じつは、ナトリウム不足に陥るのは人間だけではありません。ゾウやシカなどの草食動物も、ナトリウムを補給するために塩をなめます。草食動物は植物を食べているのでカリウムは多くとれますが、その分、ナトリウムは不足しがち。塩をなめることで、それを補うのです。

もちろん当時の人たちがナトリウム不足を認識していたわけではありませんが、塩をとると体調がよくなることを体感的にわかっていたのでしょう。塩を作る技術が世界中で発達したのは、まさしくそのためだとも考えられるのです。

現在、世界にはいろいろな塩があり、それぞれしょっぱさや風味が異なります。いろいろな塩のおいしさを確かめてみるのも楽しいかもしれません。

私たちはなぜ、塩がないと物足りないのか？

2000年以上も前から、あらゆる料理の味つけに塩が！

人類にとって、体内のナトリウム不足を補うための〝サプリメント〟ともいえる塩。しかし、塩には、それだけではない、もうひとつの顔があります。

それはご存じ、食べ物のおいしさをアップさせること。では、おいしさを生む塩の魔力に、いったい私たちはいつごろから魅了されはじめたのでしょうか。

その謎をつかむため、私たちが向かったのはイラン。今からおよそ2500年前、イランを中心とするペルシャ帝国が繁栄を極めていました。ペルシャ時代はまさに、人類の美食文化が花開いたときです。

伝統的なバザールを訪ねると、そこでは伝統的な料理「ジャフール・バフール」が作られていました。牛の内臓をトマトやたまねぎと一緒に炒めたものです。

作る工程を見せてもらいました。油をひいた鉄板に牛の内臓を放り入れたら豪快に塩をふり、そこに、たまねぎ、トマト、豆などの材料を入れて炒め合わせます。そう、イランの人たちは塩味が大好き。

意外なものにも塩を使います。お店の人が大きなたらいで洗っているのは、お米。なんと、お米を浸けている水の中には、岩塩が大きな塊のまま入っています。このお米を炊くと、塩味がしっかり染みたご飯ができるのです。

こうした塩たっぷりの食文化の起源は、はるか2000年以上前のペルシャ帝国時代に遡《さかのぼ》ります。このころから、肉や野菜、飲み物など、あらゆる料理の味つけに塩が使われはじめたと考えられています。そのきっかけは、当時この地域で大量の岩塩が見つかったこと。次第に大量に発掘されるようになり、塩の塊がお金ほどの価値を持つようになったと考えられています。

「塩漬けミイラ」に隠された驚きの事実

そんな塩ブームの火つけ役ともいえる現場が、イランでもっとも古いチェラバード岩塩鉱山です。まるで岩山のようにゴツゴツした大地のどこに、塩が眠っているのでしょうか。

私たちは、考古学者のアボルファジル・アーリ博士と、鉱山の内部に入りました。アーリ博士によると、ペルシャ帝国時代の祖先がここで衝撃的な姿で発見されたというのです。

「この場所で、祖先は仰向けになって横たわっていました。岩塩に埋もれていたようです」

なんと、2400年もの間、岩塩に塩漬けになっていたというミイラが見つかったのです。通称「ソルトマン」と呼ばれるそのミイラは、塩の保存力で、赤い髪の毛や皮膚、爪まで驚異的な鮮やかさで残っていました。

発掘されたとき、周囲からは鉄製のつるはしや、岩塩の入った袋も見つかったそう。どうやらここで岩塩を採掘していた際、突然の大地震で生き埋めになったと見られています。

ミイラの細胞を分析したところ、この人物の出身地について驚きの事実が明らかになりました。ドイツ鉱山博物館のトーマス・ストルナー教授は、こう言います。

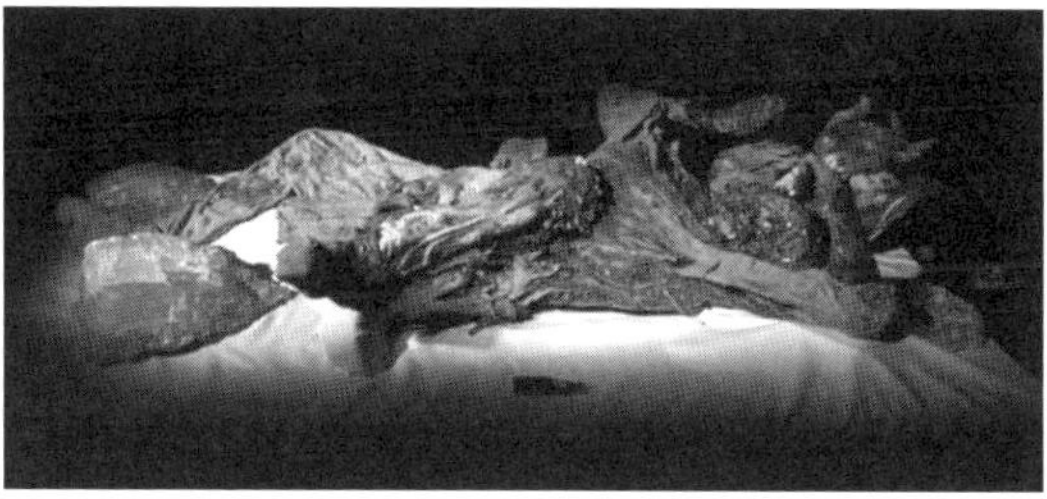

2400年も地中にいたとは思えないほど鮮やかなミイラ

「ソルトマンは新鮮な海産物を食べて育った人物であることがわかりました。おそらく彼の出身地は、鉱山から200〜300㎞も離れたカスピ海の沿岸です。そこから大量の塩ほしさに、はるばるやって来たのでしょう」

海辺なら、塩はいくらでも手に入りそうなものなのに、なぜ、はるばるこの地へ岩塩を掘りにやって来たのか。ソルトマンをとりこにした透明な岩塩を分析すると、当時、海水から作り出せる塩よりはるかに純度が高いことがわかりました。

混じり気のないその鮮烈な塩味は、最高の調味料として人々を魅了したに違いありません。命がけでも手に入れる価値があったのです。

ナトリウムがあると、舌はより鋭敏になる

それにしても、祖先がこれほどまでに塩を使った食べ物のとりこになってしまうのはなぜなのか。その理由は、私たちの舌に秘められていました。

そもそも私たちの舌は、4億年前に祖先が陸上に進出したあと、生きるために塩を探りあてる〝超高感度の塩センサー〟として進化したものでした。ところがその舌には、単に塩味を敏感に感じるだけではない〝不思議な能力〟が備わっていることが最新の研究で明らかになってきているのです。

私たちは、九州大学の五感応用デバイス研究開発センターに赴き、二宮裕三教授に詳しい話を伺いました。

舌の表面には味蕾という味を感じる器官が、およそ1万個あり、その一つひとつにさまざまな味を感じる細胞が収められているのですが、じつは、どの味を感じるのにも塩が重要な役割を果たしているのだそうです。

たとえば、甘味を感じる細胞の表面を拡大してみると、そこには無数のセンサーがあります。そこに糖分が取り込まれると、センサーからの信号が脳に伝えられ、甘味と感じます。

じつは、この甘味センサーの中に、糖分だけが触れても何も反応しないのに、糖分とナトリウムが一緒に触れたときだけ、反応して甘味を感じる〝特別なセンサー〟があることが発見されたのです。

特殊な顕微鏡で、甘味を感じる細胞の断面を拡大して見てみると、糖分だけを口にしたときより、糖分と塩を一緒に口にしたときのほうが、甘味を感じるときに反応する細胞が1.5倍に増えているのがわかりました。つまり、より強く甘味を感じるというわけです。

スイカに塩をふると甘味を強く感じる理由は、こんな舌の仕組みにあったのです。

「うま味（アミノ酸）と塩」、「脂味と塩」なども、「甘味と塩」と仕組みは同じ。わずかでも塩が一緒に触れると、うま味や油の味などもより強く感じることがわかっています。でも、何のために、そんな仕組みがあるのでしょうか。

塩が、脳の報酬系を強く刺激する

そもそも私たちの祖先は、ごくわずかな塩でも探りあてることができる塩センサーが必要だったため、舌を進化させて、そのセンサー機能を強化させました。

塩分はいろいろな食べ物に含まれています。どんな味のものでも、そこにわずかでも塩が含まれていれば、とり逃す手はありません。だからこそ、甘味であれ、うま味であれ、そこに少しでも塩分が伴っていれば脳が強く刺激され、「おいしい、もっと食べろ」と私たちに促す仕組みが備わったと考えられます。

つまり塩は、「おいしさ」を作り出すコントロールタワーともいえます。脳の報酬系（快楽中枢）に働きかけ、より強い嗜好をもたらすことにつながるのです。

おいしさの快楽を強く得るためには、塩も一緒にとらなくてはならないという「進化の定め」に、私たちは抗うことができません。おいしさを求めれば求めるほど塩をとりすぎ、知らぬ間に脳は〝塩のとりこ〟になっていくのです。

4億年前から海を離れ、塩の乏しい陸上で生きていく道を選んだ祖先たちの格闘が、〝塩なしでは十分なおいしさを感じられない宿命〟を私たちにもたらしていたのです。

マサイの人々を一変させた、最強調味料「塩」の魔力

〝塩の魔力〟がいかに抗い難いものなのかを教えてくれるのは、塩をほとんどとらない生活をしてきたアフリカ・マサイの人々。塩をなめるとまるで毒でもなめたかのような反応を示していた彼らですが、最近、そんなマサイの人たちに異変が起きはじめています。

マサイのマーケットにやって来た私たちが目撃したもの。それは、ミートショップに集まっていたたくさんのマサイの人たちでした。お目当てはゆでたての大きな肉の塊。その肉には、何やら白いものが添えられていました。塩です。さらに、前菜のバナナスープにも、塩がたっぷり入っていました。

こうした食の変化は、マサイの人々の健康にも大きな影響を与えはじめています。マーケットでは近年、薬売りの屋台が目につくようになりました。マサイの人たちに、高血圧の薬が飛ぶように売れているといいます。

病院でも、高血圧の治療に訪れるマサイの人が後を断ちません。診察にあたるロイトキトク病院のヤパス医師は、この急速な変化に危機感を抱いています。

「このところ、マサイには見られなかった高血圧が急速に増えて、深刻な事態になっています。でも、マサイの人々はもはや、塩のない生活に戻れなくなってきているのです」

塩嫌いだったマサイの人々の食生活を、一変させるほどの「塩の魔力」。

一度、塩の生み出すおいしさを知ってしまうと、誰でもたちまち塩のとりこになってしまうのです。

「減塩」が必要なワケは、「鍛えられない腎臓」をいたわるため

塩分のとりすぎで、現代人の肝臓は……

塩のとぼしい陸上で生きるために、わずかな塩でも生きられるよう進化を遂げた私たち。しかし、いくらでも塩が手に入る時代になっても、塩を求める本能がなくなることはありません。そんな塩と人類の宿命は、１００歳まで健康長寿を目指そうという私たちに新たな課題をつきつけています。

とくに苦戦を強いられているのが、私たちの腎臓です。

腎臓の大切な働きは尿を作ること。血液の中から老廃物や、余分な成分をこしとって、尿の中に排出してくれます。**私たちが食事でとりすぎてしまった塩分も、腎臓が必死にがんばって尿として体の外に捨ててくれています。ところが、日々過剰な塩分を体の外に捨て続け**

ているために、腎臓に思わぬ事態が起きていることがわかってきました。

腎臓をCTスキャンで見てみると、30代の健康な腎臓は、きれいな空豆のような形をしています。ところが80代になると、表面に凹凸が現れ、いびつな形に変化。大きさも15％以上小さくなってしまいます。長年にわたり大量の塩分や老廃物をこしとり続けた結果、腎臓の毛細血管が動脈硬化を起こしてしまったのです。

血液の成分をコントロールしている腎臓の機能が弱まると、全身の臓器に悪影響がおよび、最悪の場合、多臓器不全で命を落とすこともあります。また、人工透析を受けることになれば不自由な生活を余儀なくされます。

腎臓は40代を境に老化しはじめる

こうした腎臓の老化が、いつごろから起きはじめるかもわかってきました。

10代の腎臓の大きさを１００とすると、20～30代まではほぼ同じ大きさです。ところが40代を境に次第に小さくなり、腎臓の機能は急速に衰えていくのです。

腎臓の大きさの年齢変化
（腎皮質の体積）

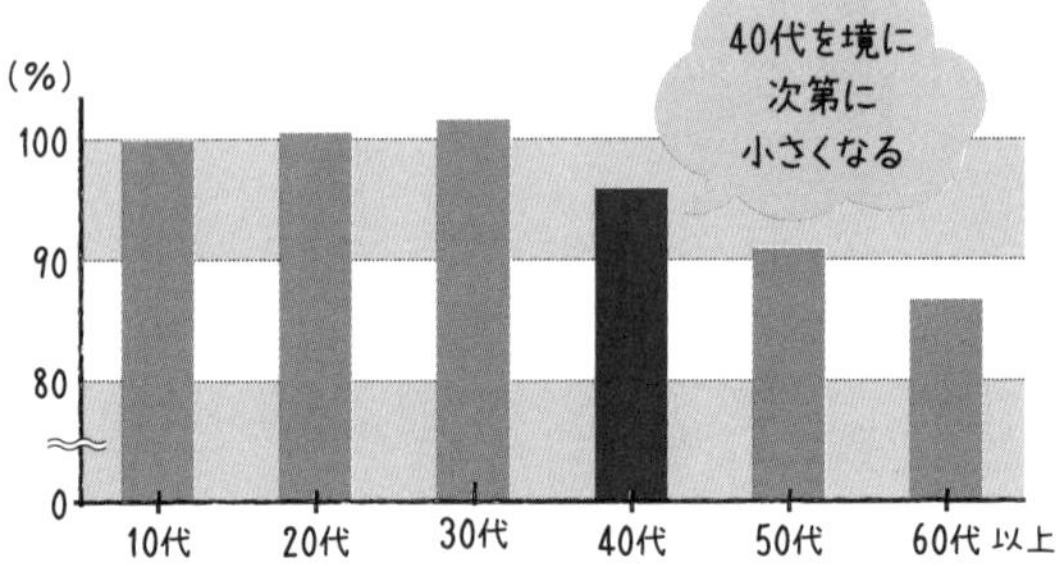

昭和20年代ごろまでは、それでも問題はありませんでした。そもそも、日本人の平均寿命が、50代だったからです。しかし、**平均寿命が85歳に迫る現在、腎臓はもっと長くがんばり続けなければならなくなった**のです。

筋肉は鍛えれば増やすことができますが、腎臓は鍛えることができません。このままたくさんの塩をとり続ければ、健康に生きられる時間が短くなってしまうばかりか、寿命にまで影響を与えることは否めません。

高齢化社会になり、加齢とともに腎臓が劣化するなかで、健康で長生きするためには減塩が必要です。高血圧や腎不全などの重い病気にかかってから減塩を始める人は多くいますが、本当は病気になる前から意識したほうがよいのです。

「塩」が病気を治す!? 秘められた未知のパワー

8000年前の遺跡から湧き出る塩の恵み

おいしいばかりに、知らぬ間にとりすぎてしまう塩。しかし、私たちの祖先は、そんな塩を上手に使う知恵を編み出すことで命をつないできました。

私たちは、昔から受け継がれた塩の恵みを大切に生きる人々を訪ねました。ルーマニア北部のトランシルバニア地方。そう、8000年前に世界最古の塩作りが行われていた場所です。馬車に揺られて30分、4世代で暮らすドゥドゥさん一家は、ある沢のほとりにやって来ました。じつは、この地域には塩をたっぷり含む湧き水があちらこちらにあるのです。一家はそれをたっぷりとくみ、家に持って帰ります。

家に戻ると、さっそくお母さんが伝統的なチーズ「カシュカバル（牛乳のチーズ）」を作りはじめました。型に入れてひと晩おいたあと、先ほどくんできた塩水に漬け込みます。こうすることで、ほんのりと塩味がついて味わいが増すだけでなく、保存性もよくなるのです。

畑で採れた野菜も、塩水につけて保存します。半年以上前に収穫した野菜なのに、まるで採れたてのような鮮やかさ。こうして、家族で囲む毎日の食卓には、塩を生かした手作りの品々が並びます。

塩水は、くみ上げる場所によって微妙に味が異なると、彼らはいいます。野菜を漬けるならここの水、サラミならここの水というように、作りたい料理によって変えているのだそう。同じ塩でも含まれている成分や濃度の違いを敏感に感じ取り、使い分けているのです。

日本人の食文化を支える塩

塩の恵みを生かした暮らしは、古くから日本にも息づいています。

私たちは青森へ取材に向かいました。

季節は春。雪解けしたばかりの畑に、女性たちが集まってきました。お目当ては、ふきのとうです。普通はやわらかい芽の部分をてんぷらにしますが、地元の人がこの日集めていたのは、少し伸びすぎてしまった硬い茎の部分です。この部分を食べるのに、塩は欠かせません。採ったふきのとうをたっぷりの塩と米糠《こめぬか》で漬け込むと、発酵が始まります。独特の風味とやわらかい食感を生み出して、ふきのとうの漬物が生まれます。

蔵の中を見せてもらうと、たくさんの発酵食品がありました。赤かぶと菊いもの漬物、たくあん漬け、枝豆漬け、なかには青森ならではのりんごの漬物も。こうした発酵食品は、そのまま食べるだけではありません。塩抜きをして和え物や煮物などの食材にもなります。発酵食品ならではの強いうま味が、料理に深い味わいを与えてくれるのです。

こうして多様な食材を組み合わせることで、彩り豊かな食卓が生まれる——電気も冷蔵庫もない時代、食材を長く保存できる塩の力は、生きるために欠かせないものでした。人々は塩を生かすことで、食べ物の乏しい冬を乗り越え、命をつないできたのです。

塩に秘められた未知のパワー

塩と私たちの深い関係は、今でもなお、不思議に満ちあふれています。

再びルーマニア。トゥルダ岩塩坑という北部の鉱山。その地下深くに驚きの空間が広がっています。ここはもともと、大規模な岩塩の採掘が行われていた場所ですが、その跡地が遊園地として開発され、世界中から観光客が訪れる人気スポットになっているのです。

もっと驚くのは、その空間のさらに奥にあるもの。観光客立ち入り禁止と書かれた看板の奥では、たくさんの子どもたちが元気に遊んでいました。

この場所はぜんそくの子どもたちの治療施設。絵本を読んだり、走ったり、運動をしたりと、子どもたちは思い思いに過ごしています。不思議なことに、岩塩で囲まれているだけで、ぜんそくや気管支炎などの症状が出なくなるというのです。

なぜ、そんなことが起こるのでしょうか。

トゥルダ岩塩鉱山のオビディヴ・メラ博士は答えます。

「この岩塩鉱山の空気には、小さな塩の粒子が含まれています。それが呼吸によって体内に取り込まれると、肺や気管支の炎症を抑える効果があるのではないかと考えられています」

そのメカニズムはまだわかっていません。謎を解明する研究が続けられています。

塩の不思議なパワーは、これだけではありません。私たちは、ドイツ南部にある世界遺産の街、レーゲンスブルクへも取材に向かいました。

レーゲンスブルク大学のヨナサン・ヤンチェ教授は、こんな実験を行いました。

皮膚に細菌が感染したマウスに、塩分が少ないえさと塩分がたっぷりのえさを与えます。すると、なんと塩分たっぷりのえさを食べたマウスのほうが、感染症が早く治ったのです。

鍵を握るものは、細菌と戦う免疫細胞でした。免疫細胞の入った容器に塩の主成分であるナトリウムを加えると、免疫細胞が活性化され、細菌の増殖を抑えることが確かめられたのです。ヤンチェ教授は語ります。

「研究が進めば、ナトリウムの働きを利用して、病気の治療をできる時代がくるかもしれません。塩にはまだ、知られざるパワーが秘められているはず。私たちはその謎を解き明かして、塩の新たな可能性を見いだしていく必要があるのです」

細胞が活動するエネルギーは、基本的にはナトリウムとカリウムを細胞の中と外に出し入れすることで生まれる電気の力です。それがなければ、私たちは生きていくことができません。細胞レベルから、塩がないと動けないような体の仕組みになっているのです。

塩は地上のあらゆる生き物の命を支えるもの。私たちは塩の持つ本当の力を、これからもっと知ることになるのかもしれません。

実践編1

脳卒中&心臓病の死亡率が激減！まずは「1日小さじ1/4」の減塩から

知らぬ間にあなたも〝塩中毒〟に！

塩がないと、おいしいものを食べても何か物足りない感じがしますよね。でもそこに塩をひと振りすると、一気にごちそうに変わります。私たちはもしかしたら、塩を楽しんでいるのかもしれません。

それでは塩は1日につき、どれくらいが適量なのでしょうか。

厚生労働省では、男性は7.5g、女性は6.5g未満を推奨しています。ちなみに、**日本高血圧学会は6g未満、WHOはもっと厳しく5g未満**とのこと。ただし、マサイなど無塩文化の人々は2〜3gであることを考えると、もっと少なくてもよさそうです。

しかし、現在の日本人の平均値は、男性10.8g、女性9.1gといわれています。これはどう見ても、とりすぎだということはわかりますよね。

このような状態が続くと、血液中に増えすぎた塩分を薄めるために、体に水分が増えて血管を圧迫。高血圧を招いてしまいます。さらに、そんな状態が長期間続くと、血管が傷ついて動脈硬化を起こしたり、脳の血管が破裂して脳卒中を起こす危険性が高まるのです。それだけではありません、最近の研究では、塩分が脳におよぼす思わぬ影響が明らかになってきました。

アメリカのデューク大学では、こんな実験が行われました。

マウスに塩分の多いえさを与え続け、あるとき、急にそれをやめてみるのです。すると脳の中に、麻薬中毒の人が麻薬を欲しがるときと同じ、特別な物質が多く現れていました。

この実験を行ったウォルフガング・リートケ教授は、

「人間でも塩を多くとり続ければ、脳に塩を中毒的に求める物質が脳内に増えると考えられます」

と述べています。塩をとらずにはいられなくなる危険性があるのです。

「塩中毒」が怖いのは、食事をしているときに「塩分をとりすぎている」と自覚できないこと。腎臓の不調は、とても気づきにくいものなのです。また、塩中毒が進むと、少しの塩では物足りなくなり、どんどん量が増えていってしまうことも。それを改善する方法はあるのでしょうか。

小さじ4分の1の減塩で、脳卒中&心臓病の死亡率が激減

日本の高血圧の推定患者数はおよそ4300万人。じつに国民の3人にひとりは高血圧とされ、服薬や生活習慣の指導の対象になっています。病院や健康診断などで「塩分はなるべく控えるように」と言われたことがある人もいると思います。

でも、本当に減塩をすれば血圧は下がるのでしょうか。

そんな疑問を解決するために、私たちが訪ねたのはイギリス。ある驚くべき方法で国民全体の食塩摂取量を減らすことに成功し、大きな成果を上げているというのです。

2014年、世界的な医学雑誌『BMJ Open』で、関係者に衝撃を与える研究が発表されました。

イギリスでは、2003年ごろから産官学一体となった強力な減塩キャンペーンが行われ、その結果、2011年までの8年間で、イギリス国民全体の食塩摂取量が1日あたり9.5gから8.1gに減少したというのです。これはつまり、1日1.4gの減塩を8年かけて達成した計算になります。**小さじ1杯の塩がおよそ6gなので、1.4gというと小さじ4分の1程度にすぎませんが、そんなわずかな減塩がもたらした健康効果は研究者も驚くほどのもの**でした。

それではイギリスでは、どのような方法で減塩が行われたのでしょうか。

イギリスのスーパーに行くと、食品のパッケージにはカラフルな表示がついています。塩分量を緑、黄、赤の3つのカラーで表示しており、赤は100g中13%以上もの塩分が含まれているという警告マーク。続いて多いのは黄、少なめのものは緑というように、パッと見ただけで判断ができるようになっています。

実際にイギリスに滞在してスーパーで買い物をすると、この表示が気になってしまい、次第に緑で表示されたものを手に取るようになってくるから不思議です。

こうした栄養成分表示で減塩を成功させたイギリスでしたが、その裏にはさらなる秘策がありました。なんと、国民が知らないうちに行われていた減塩作戦があったのです。

イギリスではパンを主食としていますが、パンから摂取する塩分は2割にのぼるといわれています。6枚切りの食パンには、1枚につきおよそ0.8gの塩が入っていて、これは、小型のポテトチップス1袋（0.6g）以上というから驚きです。バターやマーガリンを塗ると、さらに塩分量が増えてしまいます。

そこでパン業界も全面協力。3年かけてパンの塩分量を少しずつ減らし、国民に気づかれないように、見事減塩に成功したのです。個人で努力する必要がなかったからこそ、成功したともいえます。

この1.4gの減塩で、最高血圧は2.7㎜Hg減少、最低血圧は1.1㎜Hg減少しました。わずかな変化に思えますが、そんなことはありません。高血圧を引き金とする病気に「脳卒中」と「虚血性心疾患（※心筋梗塞や狭心症などの総称）」がありますが、その死亡率を調べたところ、なんと40％以上も減少していたのです。これは、年間2兆円の医療費削減にもつながりました。

1日あたり1.4gほどの減塩であっても、高血圧を改善するだけでなく、命に関わる病気も防げることが、このイギリスの取り組みによって明らかになったのです。

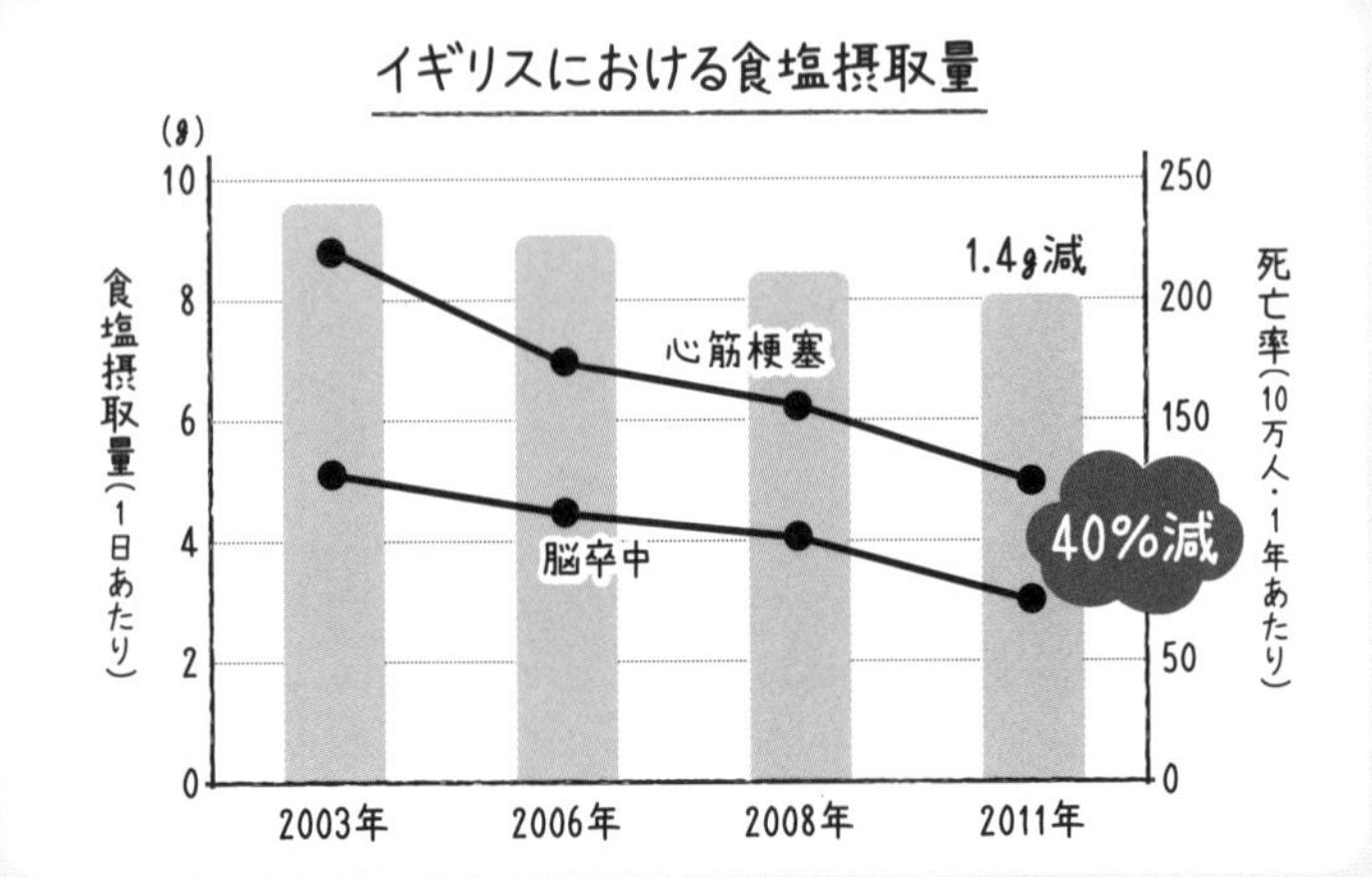

日本でも〝こっそり減塩〟が始まっている⁉

日本人の1日の食塩摂取量は平均9.9g。減塩の取り組みを始める以前のイギリスと同じレベルの食塩を摂取する状況が続いています。日本でも同じように、こっそり減塩してくれればいいのに……と思わずにはいられません。

残念ながら日本では、イギリスのように大規模なキャンペーンには至っていません。ただ、ようやく最近になって、商品を減塩のものに切り替えていこうという動きも出はじめています。2019年秋、大手の食品メーカーが、減塩を前面に出したカップ麺を発売、1食あたり1.4g塩を減らしました。さらに、いくつかのコンビニチェーンでは、お弁当やお総菜で〝こっそり減塩〟を始めています。今のところ売り上げには影響していない様子。消費者である私たちは、減塩されたことに気がついていないのかもしれません。

イギリスの取り組みを見ると、減塩は決してハードルが高いことではないようです。日々の買い物で食品表示を見るだけでも意識が変わり、減塩につながるといいます。まずは1日につき小さじ4分の1だけでも減らしてみようという意識で、毎日の食生活を見直してみてはいかがでしょうか。

実践編2

調味料の容器や調理法を〝見直すだけ〟のカンタン減塩ワザ

かなり塩分を控えても、満足できる塩味を感じられる秘策

人生100年時代を迎えるなか、健康で長生きするためには腎臓の機能を守っていくことが大切。そのためにぜひ取り組みたいのが、若いころからの〝減塩〟です。でも薄味を我慢する必要はありません。ちょっとしたコツで、塩を減らしてもちゃんとおいしい料理を作ることができるのです。シリーズ『食の起源』のスタジオで番組出演者にも好評だった、減塩料理のヒミツを公開しましょう。

巻頭のカラーページでご紹介した「魚の煮つけ定食」は、豚汁、カレイの煮つけ、小松菜のおひたしの3品合計で、塩分の量は食塩相当でおよそ1.5g。かなり塩分を控えていますが、

満足できるレベルの塩味を感じられるようにさまざまな工夫をこらしています。それぞれのポイントについて見ていきましょう。

▼**豚汁**

ポイントは「干ししいたけの戻し汁をだし汁として使う」こと。干ししいたけに含まれる〝グアニル酸〟といううま味成分を増やすことで、少ない塩分でもおいしく感じられます。

大切なのは、**干ししいたけの戻し方**。常温ではなく冷蔵庫で冷やしながら水戻しすると、〝グアニル酸〟たっぷりになり、うま味が格段にアップします。豚汁のレシピは普段ご家庭で作られているもので大丈夫。その際にみその量を1〜2割程度減らしてみてください。

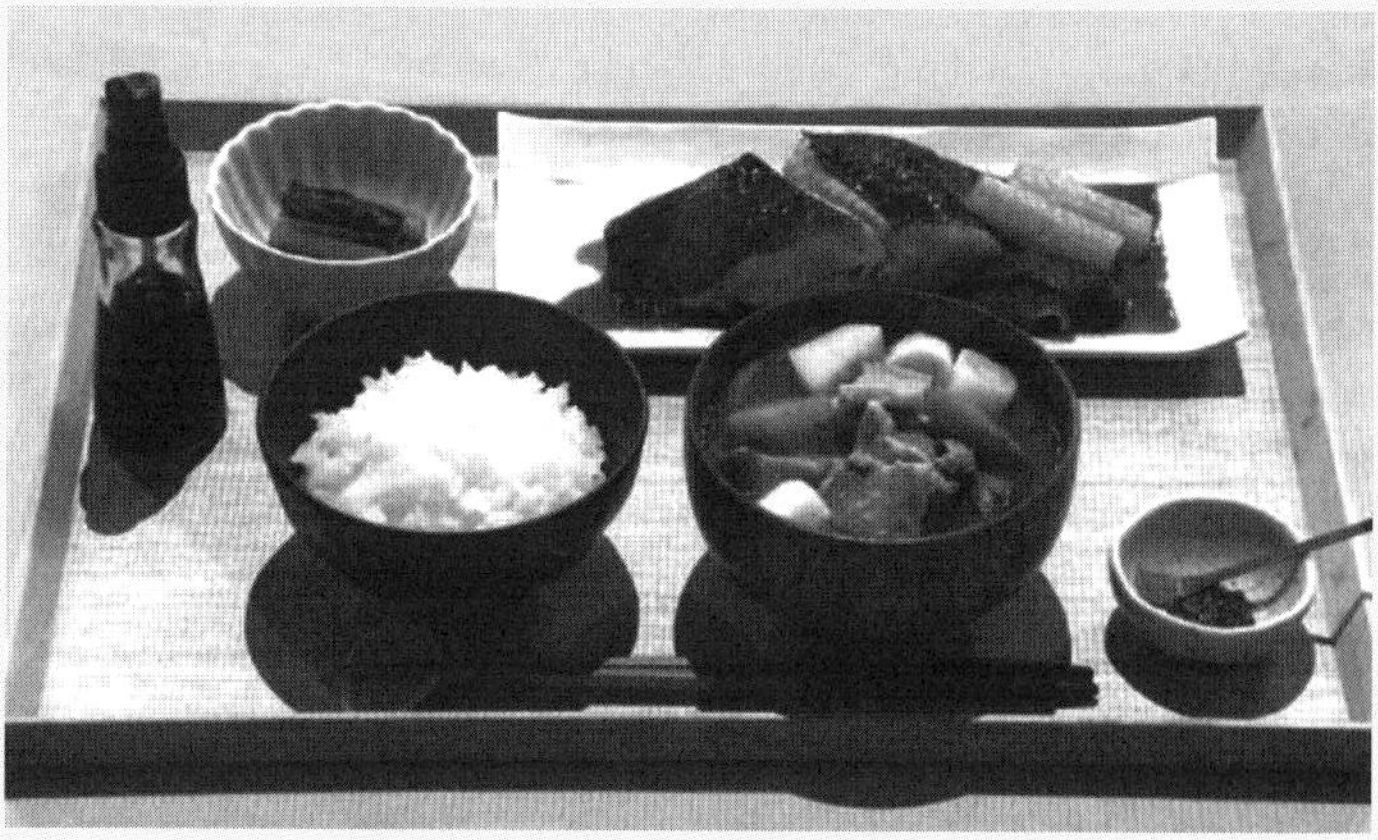

※詳しいレシピはP2〜3で紹介。

▼カレイの煮つけ

ポイントは**「煮すぎない」**こと。サッと短時間煮ることで、魚の身の内部まで塩分を染み込ませず、表面にだけ塩味をつけます。舌に触れやすい身の表面に集中的に味をつけることで、少ない塩分でも十分濃い味に感じられます。

▼小松菜のおひたし

ポイントは**「ゆですぎない」**こと。沸騰したお湯で15秒ゆでたら、バットにあげて余熱で火を通します。こうすることで小松菜の香りやうまみを逃すことがありません。

しょうゆなしでもおいしくいただけますが、物足りない方は**「スプレーしょうゆ」**がおすすめ。1プッシュで出るしょうゆは食塩相当でおよそ0・0015g。それでもまんべんなく表面に塩味がつくことと、しょうゆの香りが立ちやすくなることで、満足感が高まります。

調味料の容器を見直すだけ！　我慢いらずの減塩ワザ

私たちはある実験を行いました。2つのグループの人たちに、それぞれ同じ塩でも容器の出口となる穴が大きめになっているものと、小さめになっているものを使ってもらいます。もちろん被験者には知らせずに、好きなだけ塩をかけてゆで卵を食べてもらいました。すると、穴が小さめのグループのほうが、塩の使用量が3分の1になったのです。

穴が小さくて振っても出にくいのだから、当然の結果だと思いますよね。不思議なのはここから。同一人物に、穴が大きめ・小さめの両条件を2回体験してもらったところ、かけた塩の量は減ったにも関わらず、味の違いには気づかなかったのです。これは、塩の容器のビンをたくさん振ったという行為によって、満足したためと考えられます。

そこでおすすめしたいのが、**使う容器を見直す**こと。穴が小さめの容器に替えるのが理想的ですが、今使っている容器の穴の出口を半分テープでふさぐだけでも意味があります。

これは、しょうゆでも同様。今はボタンを押した分だけ出る滴下型や、細かい霧状に噴射するスプレー型の容器もあります。それぞれ使用すると、通常タイプと比べて塩分摂取量が滴下型で3分の2、スプレー型では2分の1になるという研究結果も出ています。

しょうゆ用に売られているスプレー容器を使って、塩味をつけるワザもあります。それは、水塩スプレーです。作り方は簡単。水100㎖に、塩30gを溶かして塩水を作るだけ。これをスプレー容器に入れて使えば、少ない塩で効率的に味つけ可能。料理の最後に使うだけでなく、魚の下味をつけるのに使うのもおすすめです。

目や鼻をフル活用して減塩

香りを生かして減塩する方法もあります。実験では、温かいそばと冷たいそばを用意。温かいそばは、冷たいそばに比べて30％程度減塩しています。この2つを食べ比べると、同じくらいの塩分に感じる人が多いという結果が出ました。これは温かいほうが湯気などで、香りがよく広がるためです。「味」は舌の味蕾だけでなく、香りと一体となることで構成されるもの。味が足りないと感じたら、香りを足すことで、味が強くなったように感じられるのです。

みそ汁にはふたをするのがベスト。食べるときにふたをあけると、香りが一気に食卓に広がります。この香りのおかげで、塩分量を減らしてもちゃんと満足感が得られるのです。

（佐藤 匠）

第3章

「アブラが脳を育てる」ってホント？

〜現代人の命を守る「オメガ3」「オメガ6」の秘密〜

肉や魚の脂に食用油……アブラといえば、これまでは体に悪いイメージでした。しかし、最近は「体によいアブラ」があると大注目！　同じアブラなのに、いったい何が違うのでしょうか？　人類の進化をさかのぼると、たしかに私たちが「それなしでは生きていけない“命のアブラ”」が存在することがわかってきました。ところがある時代から、人類とアブラの関係が急速に崩れ、動脈硬化などのリスクを生むことに。私たちは“理想のアブラ”をどのようにとればいいのでしょうか。

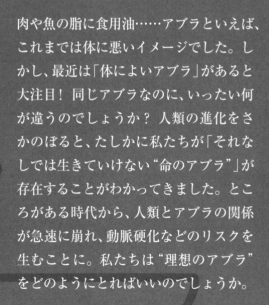

「摂取カロリーの7割」をアブラでとっても、肥満や生活習慣病にならない人がいる

とらないと生きていけない重要なアブラ「オメガ3」と「オメガ6」

世の中にはたくさんの「アブラ」があります。脂ののったお肉やお魚に、食用の油。食用の油も、コーン油、オリーブ油、アマニ油、ごま油、グレープシード油、ココナッツ油など、じつにさまざま。私たちの食生活に、アブラは欠かせません。

油は食品のコクを深めるほか、口あたりをまろやかにしたり、だ液の分泌を促すことでジューシー感を生み出したりしてくれることから、いろいろな食品に用いられています。

売られているときは原材料などで種類が分けられますが、じつは、どんな油も脂肪酸と呼ばれる成分が組み合わさってできています。成分は大きく**飽和脂肪酸**（常温でおもに固形のアブラ）と**不飽和脂肪酸**（常温でおもに液体のアブラ）の2つに分類できます。さらに、不飽

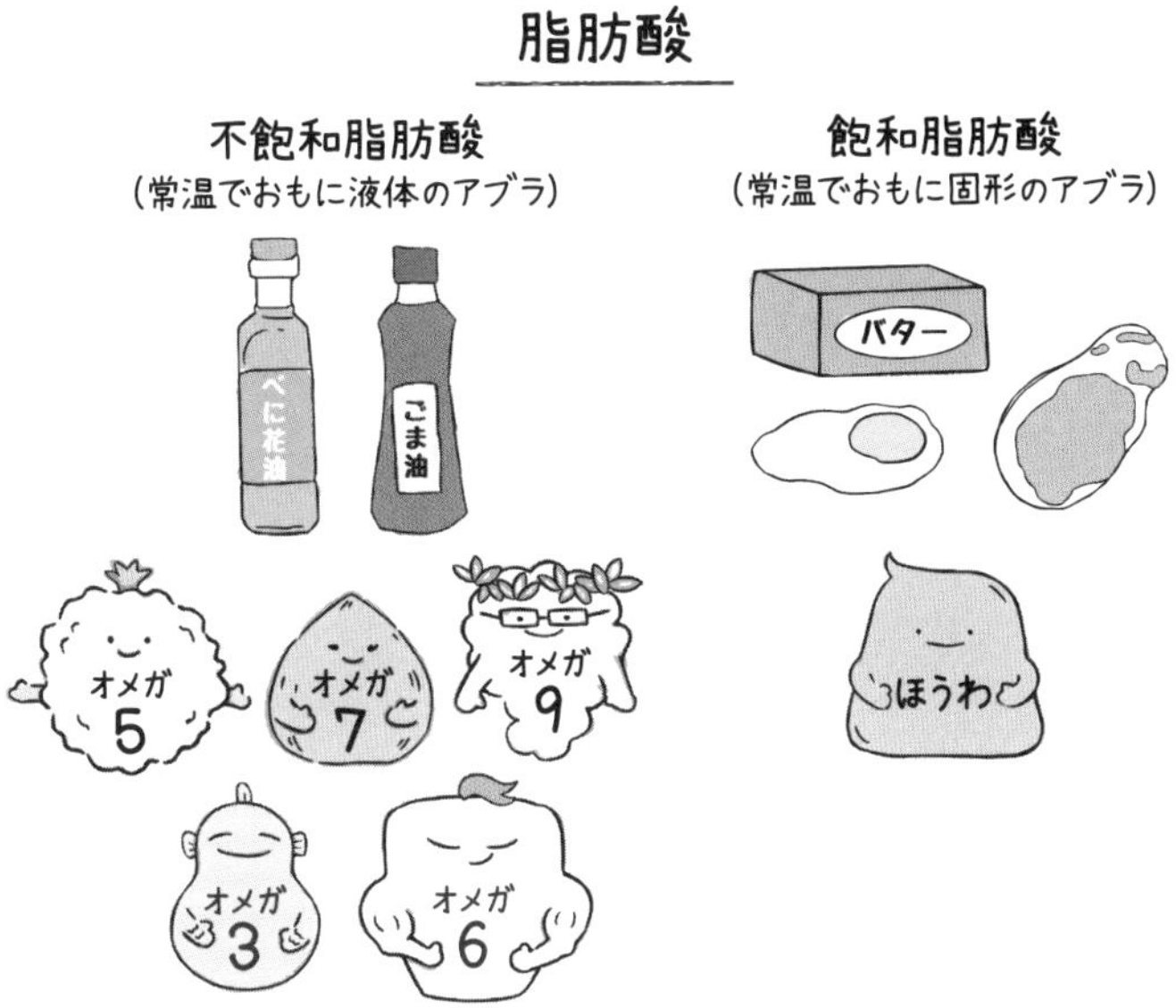

和脂肪酸はその分子構造から、オメガ3、オメガ5、オメガ6、オメガ7、オメガ9などさまざまな脂肪酸に分けられ、それぞれ体に与える影響も異なります。

飽和脂肪酸はおもにカロリーの素になるもの。豚肉や牛肉の脂、バターなどに多く含まれており、とりすぎると肥満や生活習慣病の原因になってしまうことも。

不飽和脂肪酸はどれも体にとって必要不可欠なものですが、オメガ5、オメガ7、オメガ9は体内で合成できるのに対して、**オメガ3**と**オメガ6**は自分の体内で作ることはできないため、必ず食べ物から摂取しなくてはなりません。そのため、この2つは「必須脂肪酸」

と呼ばれています。

イヌイットの食生活は「オメガ3」がたっぷり

おいしいものにはつきもののアブラですが、とりすぎると肥満や生活習慣病のもとになってしまうイメージがありますよね。でも、なんと**世界には「摂取カロリーの7割」をアブラでとっているのに、健康そのものという驚くべき人たちがいます。**

カギを握るのは、〝体によいアブラ〟として知られる「オメガ3脂肪酸」。なんと6億年前から人類と深い関係があることがわかってきました。

日本からおよそ9000㎞離れた北極圏。ここに、「理想のアブラ」を食べて暮らしている人たちがいます。冬場はマイナス50度以下という過酷な環境で、はるか昔から狩猟生活を続けてきた先住民族イヌイットです。

彼らがいったい何を食べているのか、私たち取材班は特別に狩りに同行させてもらうことができました。

凍りついた海を、スノーモービルで進むこと3時間。ハンターのジョニーさんが、アザラシの空気穴を見つけました。そこからさらに進むこと1時間。ついに、ワモンアザラシを捕らえることに成功！　そう、彼らがよく食べているのは、アザラシの肉なのです。

皮をはぐと、ピンク色の分厚い皮下脂肪が現れました。アザラシの全身を覆うこの大量のアブラが、イヌイットの人たちにとって何よりのごちそう。ジョニーさんは語ります。

「アザラシは私たちイヌイットにとって、祖先の代からとても大切な食料。昔から脂がよくのったアザラシの肉を鍋で煮込んでスープを作り、家族みんなで分かち合って体を温めてきました。だから厳しい寒さのなかでも、生き延びてこられたのです」

アザラシの肉だけではありません。クジラやシロイルカ、シロクマなどの肉にも脂がたっぷり。魚も大好物で、脂がのったアークティックチャーという鮭の仲間を干物にしてよく食べます。干したトナカイの肉は、溶かしたクジラの脂をつけて食べるのがイヌイット流です。

彼らの伝統的な食生活はとにかくアブラが多く、じつに摂取カロリーのおよそ7割がアブ

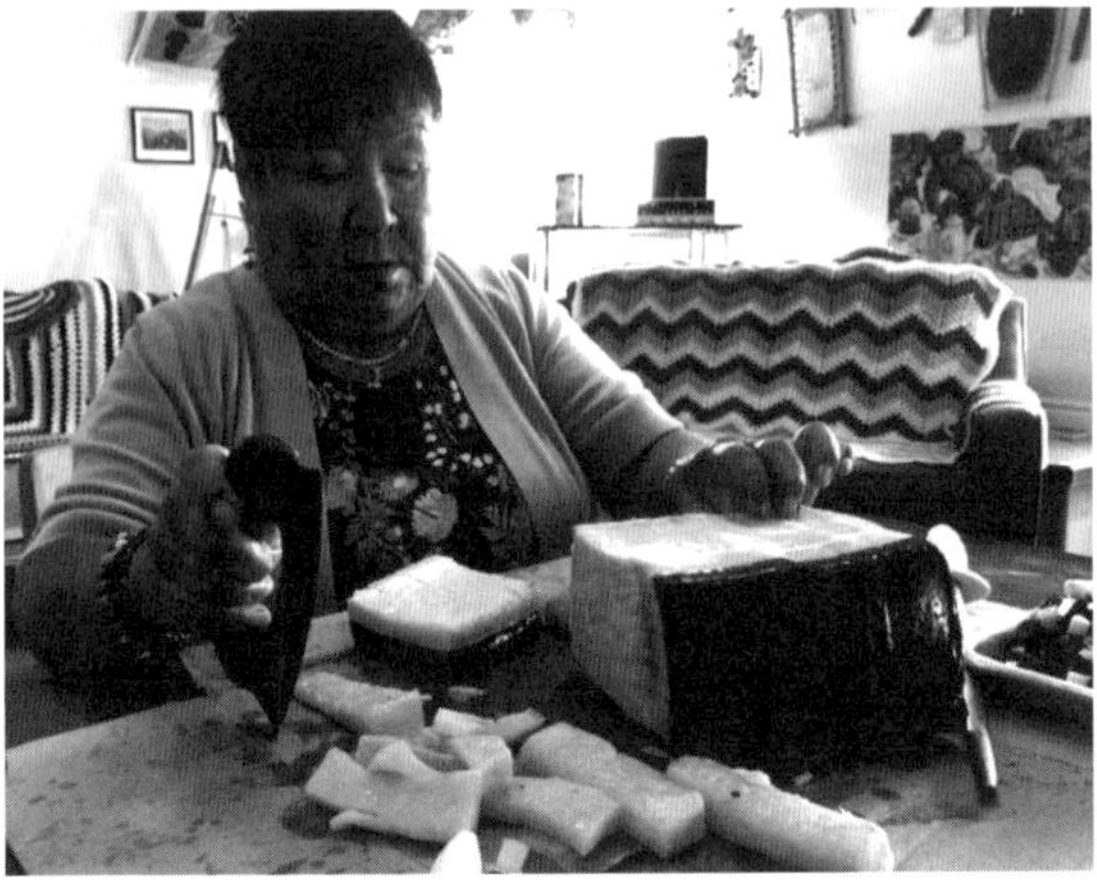
クジラの皮下脂肪を切り分けるイヌイットの女性

ラだといいます。

普通、そんなにたくさんアブラをとったら血液はドロドロになり、心臓病や動脈硬化を招いてしまいます。しかし、イヌイットの人たちはいたって健康なのです。いったいなぜなのか？

その謎を解明して世界を驚かせたのが、コペンハーゲン大学の生理学者ヨーン・ダイヤベルグ博士。イヌイットが食べているアブラの成分を徹底的に調べ、彼らの健康のカギを握るのが「オメガ3脂肪酸」というアブラの成分であることを見つけ出したのです。

「イヌイットの食事を分析して驚きました。なんと、1日およそ14g、日本人の10倍近くのオメガ3脂肪酸をとっていることが初めてわかったのです」

彼らのソウルフードのひとつ、アザラシのスープを試食させていただきました。するとまるで、かつおだしをきかせた「けんちん汁」のような味わい。さらに、シロクマの肉もいただくと、食感は牛バラ肉とそっくりなのに、香りはまるでブリのあら煮のよう。どこか日本人になじみのある不思議な味わいでした。

そう、イヌイットが、アザラシやクジラ、シロクマなどの肉を食べることで毎日たっぷりとっている「オメガ3脂肪酸」は、ブリなどの魚に多く含まれているアブラ「ＥＰＡ」「ＤＨＡ」と同じ。ＥＰＡ、ＤＨＡといえば、聞いたことがある人も多いのではないでしょうか。

「オメガ3」を豊富にとることで、全身の細胞がしなやかに！

イヌイットの食事に多く含まれていることがわかったオメガ3脂肪酸。最近の研究で、このアブラの成分には、驚くべき健康効果があることが次々と明らかになってきました。

私たちの全身の細胞は、すべて「アブラの膜」で覆われています。オメガ3脂肪酸はその細胞膜の材料に使われている、特別なアブラのひとつです。

細胞膜の表面を拡大した図

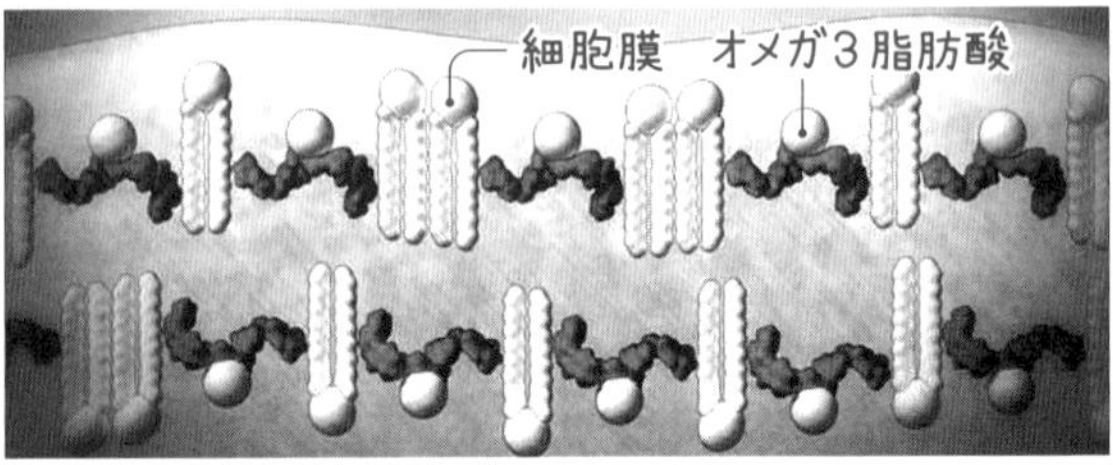

ここで重要なのが、オメガ3脂肪酸が〝曲がった形〟をしていること。細胞膜を拡大して見ると、まっすぐな棒状の物質がぴったりくっつき合って、丈夫な膜を形成しています。ここに曲がった形のオメガ3脂肪酸が入り込むと、細胞膜を形づくる物質同士の接触部分が少なくなって摩擦が減るため、動きやすくなり、細胞膜が柔軟に変形しやすくなるのです。

飽和脂肪酸の形はまっすぐな棒状のため、これが細胞膜上にびっしり並ぶと、隣の分子と接する面積が大きくなります。すると摩擦が大きくなって分子同士が密着し、動きにくい状態になります。だから、飽和脂肪酸が多いと、細胞膜が固く締まってしまうのです。

私たちの健康にとって、この「細胞膜の柔軟性」は非常に重要です。たとえば、血液を全身に届ける血管の細胞にオメガ3脂肪酸が多く含まれていると、血管はしなやかに伸縮し、血流がよくなります。さらに、その中を流れる赤血球も通常は円盤のような形をしていますが、細い血管を通る際は、オメガ3脂肪酸のおかげで柔らかく折れ曲がることができます。すると、血液の流れがサラサラになるのです。

このように、**オメガ3脂肪酸を多くとると、全身の細胞がしなやかになり、血液循環が健やかに保たれます。そのため、動脈硬化や心臓病などになりにくい**と考えられるのです。

新しい命のもと、精子の細胞膜にも、オメガ3脂肪酸がたくさん含まれています。これが不足すると膜が固くなって形が崩れ、正常に受精することができなくなってしまいます。

さらに、注目すべきは私たちの脳。その断面を見ると、知性など高度な脳機能に関わる部分にオメガ3脂肪酸が密集しています。オメガ3は脳の神経細胞を形作る材料にも使われているのです。神経細胞同士が柔軟に変形してつながり合うことで、高度な情報ネットワークを生み出していると考えられています。

まさに、私たち人間の体や脳を、細胞レベルで健やかに保つ「命のアブラ」。それが、オメガ3脂肪酸なのです。

「オメガ3」をたっぷりとり続けて、人類は〝高度な知性や文化〟を手に入れた⁉

人類を繁栄に導いたアブラ「オメガ3脂肪酸」の歴史

じつは最新研究で、オメガ3脂肪酸は人類の進化と切っても切れない関係にあることが明らかになってきました。なんと、6億年も前の「ある事件」をきっかけに、私たちは「オメガ3脂肪酸を食べないと生きていけない体」になってしまったというのです。

6億年前、地球の生命はまだ海の中で暮らしていました。海底に生える藻などは体の中に特別な遺伝子を持っており、その働きで「自分の体に必要なオメガ3脂肪酸を自分で作り出す」ことができていました。このころまだ原始的な生物だった私たちの祖先も、やはり同じ遺伝子を持ち、オメガ3脂肪酸を自分の体内で必要なだけ作り出すことができたと考えられています。

しかし、私たちの遠い祖先がオメガ3脂肪酸を含む海藻などを食べはじめると、自分の遺伝子で作り出す以外にも、食べたものに含まれるオメガ3脂肪酸が体内に取り込まれるようになりました。するとあるとき、思わぬ事件が！「食べ物からオメガ3脂肪酸が手に入るなら、自分で作り出す必要はないでしょ」と言わんばかりに、オメガ3脂肪酸を生み出せる遺伝子が消えてしまったのです。

貴重な遺伝子を失ってしまった私たちの祖先は、その後どうなったのでしょうか。

時は下って、およそ5億年前。海の中にはさまざまな姿形の原始的な動物が現れはじめ、強い動物が弱い動物を食べる「弱肉強食」の時代が幕を開けました。すでにオメガ3脂肪酸を作り出す遺伝子を失っていた動物たちは、オメガ3脂肪酸を含むものを食べてつねに補給していなければ、体を維持できなくなっていました。そこで始まったのが、オメガ3脂肪酸の「争奪戦」です。

小さくて弱い動物は海藻などを食べて、そこに含まれるオメガ3脂肪酸を手に入れました。その動物をほかのより大きな動物が食べると、オメガ3脂肪酸を一挙に獲得できます。こうして、食物連鎖の上のほうにいる強い生き物ほど、たくさんのオメガ3脂肪酸を食べ物から手に入れ、さらに強くなっていったのです。

現代の海の中でも、マグロのような強い魚はほかの小さな魚をたくさん食べて、身に多くのオメガ3脂肪酸を蓄えています。でも、さらにそれを獲って食べているのが私たち人間。私たちは、今やどんな生き物より貪欲にオメガ3脂肪酸を食べることで、健康を維持している生物なのです。

「オメガ3」が、人類を絶滅の危機から救った!?

こうして人類が「食べ物からとり続けなければ生きていけなくなった」オメガ3脂肪酸。進化の歴史をさかのぼると、あるときこの〝命のアブラ〟が、私たちの祖先に「思わぬ大躍進」をもたらした可能性が浮かび上がってきました。

それを物語るものが発見されたのは、人類誕生の地・アフリカ大陸の最南端にある岩だら

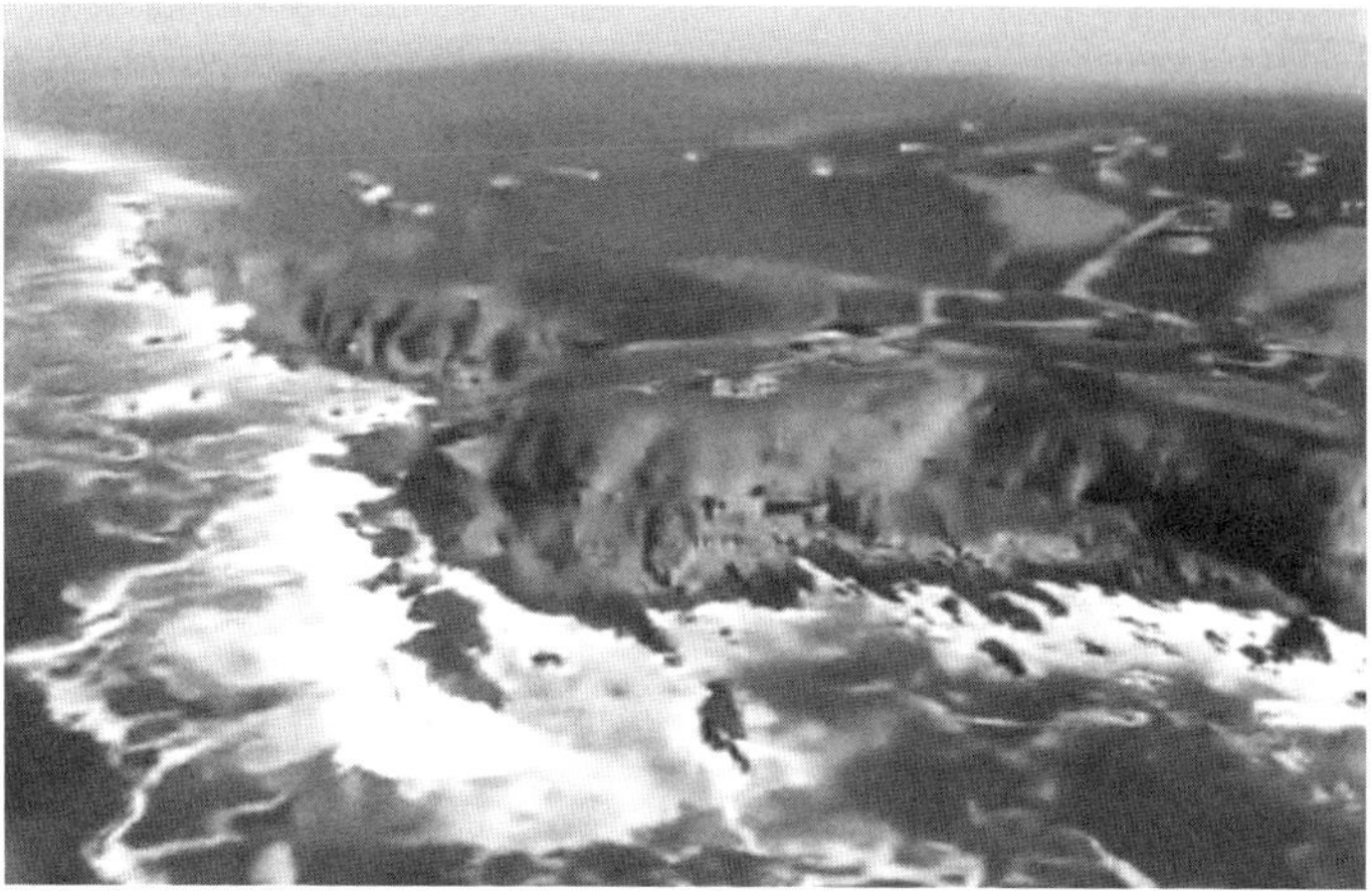

アフリカ大陸の最南端にある岩だらけの岬、ピナクル・ポイント

けの岬、ピナクル・ポイント。岸壁に並ぶ洞窟で、およそ16万年前から人類の祖先が集団で暮らしていた痕跡が発見されました。その祖先たちに「運命を分ける大事件」が起きていたことが、最新の調査から明らかになったのです。

その大事件は、およそ7万4000年前に起きた「巨大噴火」。ピナクル・ポイントで発見された火山灰を詳しく分析すると、なんと南アフリカから9000km も離れたインドネシアのトバ火山から噴き出したものであることがわかりました。想像を絶する巨大噴火です。

莫大な量の噴出物が地球の大気中に放出され、長期間太陽光を覆い隠しました。その結果、地球の平均気温は12度も低下し、「火山の冬」と呼ばれる急激な寒冷化が起きたのだと推定されています。

その影響で、多くの動植物が死に追いやられました。アフリカ中に広がっていた人類の祖先も、食糧難で絶滅の危機に追い込まれたと見られています。そんな危機のなか、南アフリカの海辺で暮らしていた祖先たちは、意外にも「大きな飛躍のチャンス」をつかんでいました。


アリゾナ州立大学人類進化研究所のカーティス・マレアン博士が示すのは、祖先たちが大量に食べていた食べ物の痕跡です。

「この海辺の祖先たちが、トバ火山の巨大噴火の後も、豊かな暮らしを続けていた証拠を見つけたのです」

火山灰を含む地層の上、つまり噴火後に襲った「火山の冬」の食糧難時代の地層から、祖先たちが食べていたものをうかがい知ることができる残骸が大量に見つかったのです。たとえば、食べたあとのウミガメの骨。そして、クジラの体にだけ付着するフジツボ。これはクジラの肉を食べていた証拠と見られています。

なかでも、祖先たちが大量に食べていたと考えられるのが「貝」。彼らが暮らしていた洞窟近くの海辺には、今も岩場に大量のムール貝が付着しています。巨大噴火の難を逃れた海の生き物たち、つまり「海の幸」を食料にして、祖先たちは命をつないでいたのです。

これらの「海の幸」に多く含まれていたのが、「オメガ3脂肪酸」でした。

「偶然手に入った食べ物に、人が生きていくために欠かせないオメガ3脂肪酸などが豊富に含まれていたのです。そんな幸運に恵まれて、海辺に暮らしていた祖先はどんどん子孫を増やし、繁栄できたと考えられるのです」

オメガ3は知性の源だった

人類が海の幸をたくさん食べて、オメガ3脂肪酸をふんだんにとり続けた結果、この「命のアブラ」が、祖先に思わぬ恩恵をもたらした可能性も見えてきました。発掘調査から、「火山の冬」を乗り越えた祖先たちに、「高度な知性や文化」が急速に芽生えはじめていたことがわかってきたのです。

小さな貝殻に巧妙に穴があけられ、紐を通して首飾りにしたものが見つかりました。化粧に使ったと思われる、赤い石を粉にした顔料も発見。これは、他の地域には見られない高度な文化が、海辺の祖先たちに現れはじめた証といえます。
こうした知性の発達を大きく促したと考えられるのが、海の幸を食べることで大量に体に取り入れられたオメガ3脂肪酸です。

オメガ3脂肪酸は、私たちの脳の神経細胞をしなやかにする材料。大量のオメガ3を摂取した祖先の脳では、神経細胞が柔軟につながり合って、高度なネットワークを急速に発達させることができたと考えられます。それが、高い知性と文化を生み出す原動力になった可能性があるのです。また同時に、オメガ3脂肪酸の健康効果によって、新生児の死亡率が下がり、寿命も伸びました。それにより人口が増えて、社会的な関わりが複雑になったことも、知性の発達に影響していたとみられています。

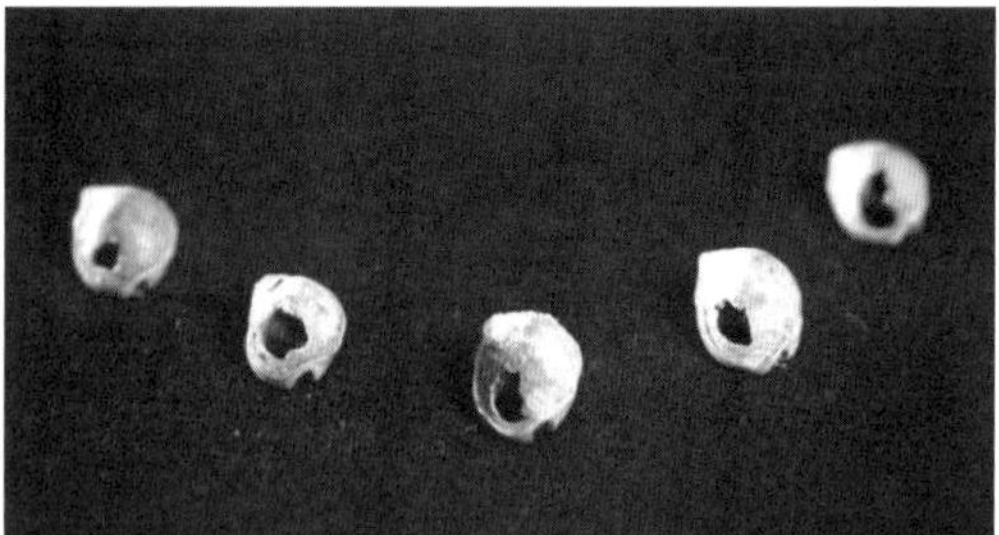
ネックレスにしていたとみられる、穴をあけた小さな貝殻
(南アフリカの博物館収蔵)

「命のアブラ」で知性の大躍進を遂げた海辺の祖先たちは、やがてこの地を旅立ち、アフリカを出て広い世界へと進出していきました。現代の私たちはその子孫だと、マレアン博士は考えています。

私たちの脳は、母親の胎内にいるころから、脳を形作る材料として大量にオメガ3脂肪酸を必要としています。生まれたあとに与えられる母乳にも、母親の体に蓄えられたオメガ3脂肪酸がたくさん溶け込んでいることがわかっています。こうして人間は、親から子へとオメガ3脂肪酸を受け継ぎ、命と知性を育み続けているのです。

「オメガ6」の健康効果は、「オメガ3」とのバランスしだい

「オメガ6」は、病気に対する抵抗力を高めるが、とりすぎると……

オメガ6脂肪酸は、揚げ物などによく使うサラダ油のほかに、鶏肉、豚肉、牛肉など、よく食べられる肉類の脂肪部分にも多く含まれている非常に身近なアブラ。もうひとつの必須脂肪酸であるこの「オメガ6脂肪酸」は、私たちの体にどのような影響を与えているのでしょうか。

じつはオメガ6脂肪酸もまた、同じように私たちの全身の細胞を覆う「細胞膜」の材料に使われている重要なアブラ。でも、それだけではありません。体の中で非常に重要な働きをしていることが明らかになってきました。

それは、ウイルスや病原菌などから体を守る役割。**病原菌が血液中に侵入すると、オメガ**

6脂肪酸が白血球に「攻撃指令」を出し、病原菌への抵抗力を高める仕組みがあるのです。

ところが、このオメガ6脂肪酸が体の中で増えすぎると、大問題が起きることがあります。マウスを使った実験では、体内にオメガ6脂肪酸を一気に増やすと、血管の中に白血球が次々と集まってきます。ある程度のオメガ6脂肪酸の量であれば、これによって血液中に侵入してきた病原菌を攻撃し、病気への抵抗力を高めてくれます。しかし、オメガ6脂肪酸が増えすぎると、白血球への攻撃指令が過剰になり、ついには敵ではない〝自分の体の細胞〟まで白血球が痛めつけてしまうことがあるというのです。

そんなオメガ6脂肪酸による〝暴走状態〟を抑えるのに役立つのが、じつはオメガ3脂肪酸。オメガ6脂肪酸の過剰な攻撃指令にブレーキをかけ、白血球の暴走を鎮める働きもしています。**アクセルを踏むオメガ6と、ブレーキをかけるオメガ3。この2つのバランスをつねに保つことが、私たちの健康にとって重要なのです。**

もし体内で、このオメガ3とオメガ6の量のバランスが崩れてしまうと、私たちの命にも関わることが注目されています。

福岡県久山町で40歳以上の町民3000人を対象に、血液中のオメガ3とオメガ6の割合を詳しく調査したところ、心臓病などによる死亡率との間に驚きの関係が判明しました。

オメガ3とオメガ6の割合が「1：1」から「1：2」までの間は、心臓病の死亡リスクは低いままで、「1：2」の割合を超えてオメガ6のほうが多くなると、急速に死亡リスクが高まっていくことがわかったのです。

つまり、1つのオメガ3が抑えられるオメガ6は、せいぜい2つまで。それ以上オメガ6が増えると、白血球の暴走などを招き、徐々に体を痛めつけていく恐れが高まるのです。

ここで問題となるのが、私たちが日ごろ口にするアブラのほとんどに、オメガ6脂肪酸が多く含まれているという現実。このままでは、体の中のオメガ6の〝暴走状態〟が長く続き、動脈硬化を進めてしまうリスクが高まってしまうと考えられます。

今や、日本人の4人に1人は、動脈硬化がもとで心筋梗塞や脳梗塞などを引き起こし、命を落としています。その裏側には、オメガ3とオメガ6のバランスの崩壊という大きな問題が潜んでいると考えられます。

最近の調査で、とくに欧米型の食事が多い10〜20代の日本人は、食事からとっているオメガ3とオメガ6の割合が「1：10」くらいにまでなっていることが明らかになっています。

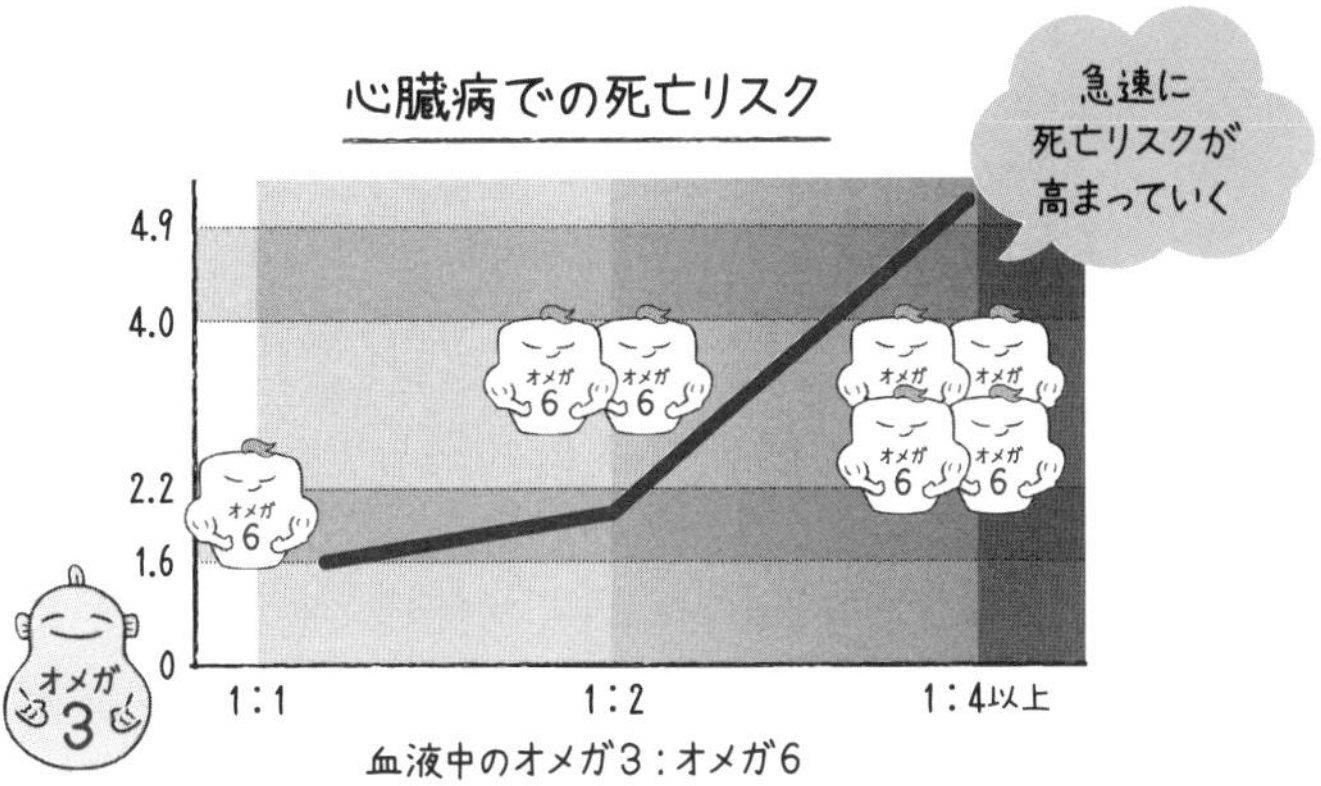

オメガ6脂肪酸は人の体に欠かせないアブラの成分ですが、現状は過剰なほどに摂取していると、宮城大学で食と人類の進化を研究している石川伸一教授も注意を促しています。

「オメガ6脂肪酸は体内で重要な働きをしていますが、要はとりすぎているというのが現状。理想は、できるだけオメガ6を多く含む揚げ物や炒め物を減らすことですが、おいしいのでなかなか難しい部分もあります」

石川教授の研究によると、オメガ6からできる「アナンダマイド」が脳に作用して、「もっと食べたい」という欲求を高めることもわかっています。

脳の命令に抗わなければならないなんて……私たちはなんと因果な運命の下に生まれてしまったのでしょうか。

文明の発展が、「アブラの理想バランス」を崩していた!?

牛肉のアブラ成分は、食べていた「えさ」で大きく変わる

それにしても、いつごろから、なぜ、私たちの食生活は、「オメガ6過剰」という、アブラのバランスが崩れた状況に陥ってしまったのでしょうか。

じつは「意外なもの」が、脂肪分に含まれる「アブラのバランス」を変化させる要因であることがわかってきています。

たとえば、アブラがのった2種類の牛肉。どちらも見た目にはあまり変わりませんが、アブラ身の部分を食べ比べてみると、一方は口の中がアブラっぽくなるのに対して、もう一方はサラサラとした食感。この違いは、牛が食べていた「えさ」で出るというのです。

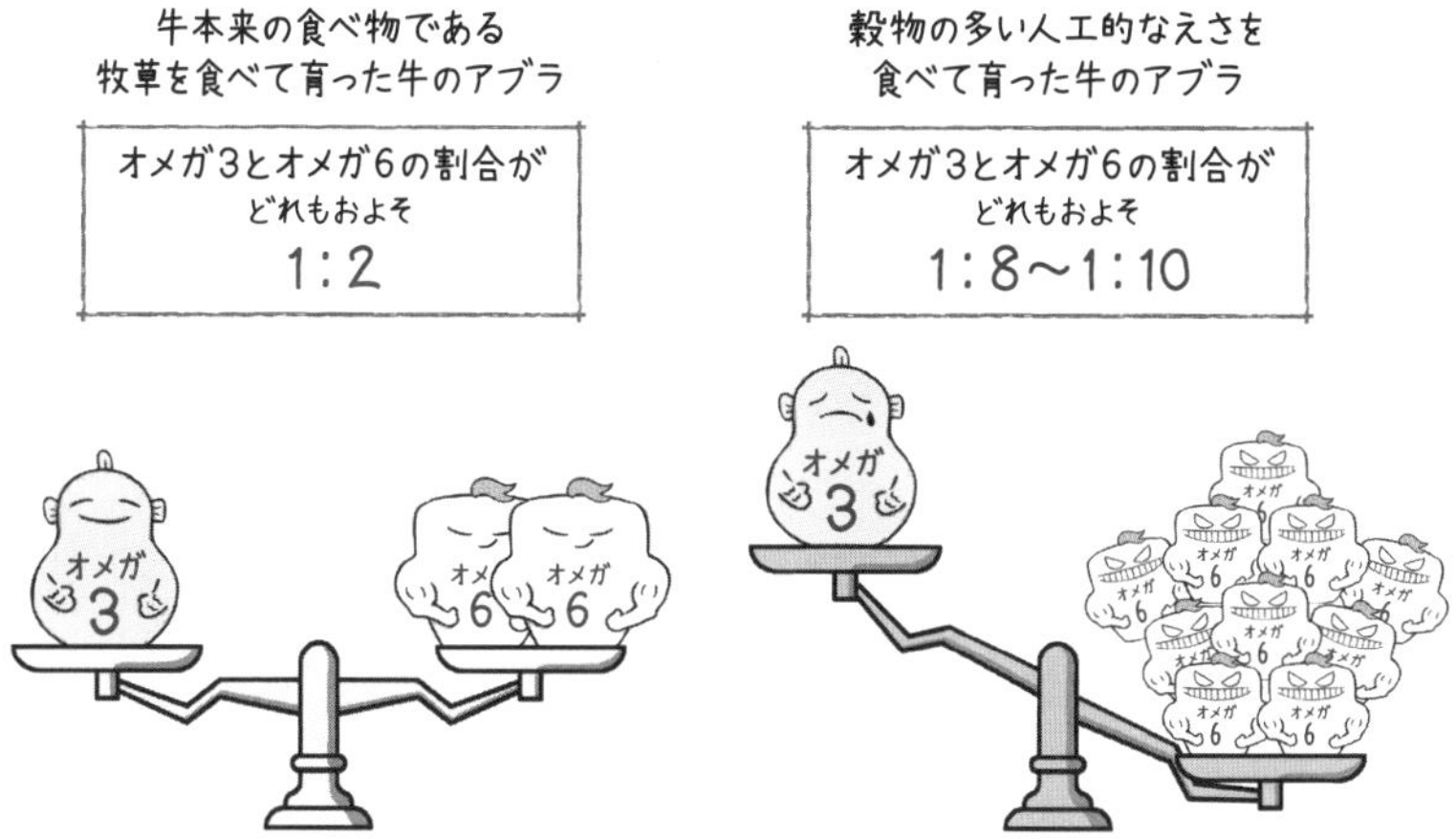

アブラっぽいほうの肉は、トウモロコシなど穀物の多い人工的なえさを食べて育った牛。もう一方の「サラッとした脂身」の肉は、牛本来の食べ物である牧草をおもに食べて育った牛です。

この2つの脂身を調べてみると、食感だけでなく、含まれているオメガ3とオメガ6の割合が違うのがわかります。**穀物の多い人工的なえさで育った牛のアブラは、オメガ3とオメガ6の割合がどれもおよそ1：8〜1：10ほど。**かなりオメガ6の割合が高くなっています。これは、えさにしている穀物など「植物の種の部分」に、オメガ6脂肪酸が多く含まれているためです。

一方、**牛本来の食べ物である牧草で育った牛のアブラは、オメガ3とオメガ6の割合が、どれもおよそ1：2という理想のバランス**になっていました。いったいなぜなのでしょうか。

じつは多くの動物は、その動物本来の自然な食べ物を食べていると、体内のオメガ3とオメガ6の割合がおよそ1：1～1：2という理想的なバランスに保たれていることがわかってきています。なかには、よりオメガ3が多い動物もいます。なぜそうなるのか、メカニズムはまだよくわかっていませんが、どうやらそれが「自然の摂理」のようなのです。

大昔、野生動物を狩って食べていたころの人類も、この「自然の摂理」にのっとり、体の中のアブラのバランスが理想的な割合で保たれていたと考えられます。ところが、人類はあるころから、この「自然の摂理」を大きく外れた食生活を始めてしまったのです。

アブラの種類が命を縮める――古代の王族ミイラが教えてくれること

人類とアブラの関係が大きく崩れはじめたことを物語るものが、3500年ほど前の古代エジプト時代の王族のミイラから発見されました。およそ50体のミイラの体内をCTスキャンという装置で詳しく調べたところ、半数から、現代病と思われていた「動脈硬化」が多数見つかったのです。

調査した心臓専門医のグレゴリー・トーマス博士も、驚きを隠せません。

「驚きました。原因は、彼らがとっていたアブラにオメガ6脂肪酸が多すぎたことです」

では、当時の祖先たちは、どのようなアブラのとり方をしていたのでしょうか。

記録によれば、古代エジプトの王族はグルメの極み。好物は、アブラののった羊や、わざと太らせたガチョウの肝臓。現代でいう、フォアグラなどを食べていたようです。

問題はその「えさ」にありました。本来は草を食べる羊や鳥に、オメガ6脂肪酸が多い麦などの穀物を無理に食べさせていたのです。その結果、家畜の体にはオメガ6が過剰に蓄積されることになったとトーマス博士は考えています。

さらに同じころ、オメガ6が多いごまなどの植物の種を絞り、食用のアブラを人工的に作りはじめたこともわかっています。それらを多く食べた王族たちの体の中は、オメガ6が過剰となり、深刻な動脈硬化を招いたと考えられるのです。

興味深いことに、魚類やテンジクネズミという草食の野生のネズミなどを食べていたペルーの王族のミイラからは、エジプトの王族のような動脈硬化があまり見つかっていません。

これはまさしく、アブラの種類が命を縮めうる証拠ともいえるでしょう。

実践編 1

オメガ3&6の理想バランス「1：2」を実現する方法

現代の食生活では、「オメガ3」を増やす作戦が現実的

では、どうしたらオメガ3とオメガ6の比率を1：2に近づけられるのでしょうか。宮城大学の石川教授によると、「現代の食生活でオメガ6を減らすのは難しいため、オメガ3を増やす作戦がよい」とのこと。日本人なら、昔から食べてきたイワシ、サンマ、サバのような青魚をなるべくとりたいところです。

とはいえ、オメガ3が豊富な魚を毎日とるのは大変という人も多いのではないでしょうか。そんな人にうってつけの食品が次々に発売されています。

最近、スーパーマーケットの食用油コーナーの顔ぶれが大きく変わりつつあります。目の

高さに近い特等席を占めているのは、アマニ油、エゴマ油、しそ油などオメガ3が豊富な食用油ばかり。なかには、南米ペルー産のサチャインチ油なども。10年前には、油といえばサラダ油やごま油、オリーブ油くらいでしたが、トレンドは大きく変化しています。

その変化は市場規模の拡大ぶりにも表れています。15年ほど前、オメガ3脂肪酸が豊富なアマニ油をいち早く製品化したメーカーによると、アマニ油などの「オメガ3市場」の拡大が始まったのは2013年ごろ。このころのオメガ3の市場規模は約13億円でした。それが、2018年にはなんと103億円。2019年は、上半期時点で2018年と比べて142%アップとのことなので、爆発的に市場が拡大しているといって間違いないでしょう。

ちなみに、前述のメーカーの調査によれば、消費者が最も期待するのは「健康維持」とのこと。詳しいメカニズムはさておき、オメガ3脂肪酸が健康によいというイメージが、とくに女性を中心に定着しつつあるようです。

トレンドの裏側を取材すると、興味深いことが見えてきました。アマニ油やエゴマ油などのいわゆる生食用の油（食品に直接かけて食べるタイプの油）だけでなく、普段使いのものから〝置き換える〟ことを目的とした商品も、売れ行きを伸ばしているのです。

たとえば、マヨネーズ。通常の商品は大豆油などのオメガ6が多い油が用いられていますが、最近は、オメガ3が豊富なアマニ油やエゴマ油を配合したものが登場しています。価格は、通常のマヨネーズと比べて1.5倍ほど高価ですが、売れ行きは好調とのことです。ほかにも、ドレッシングや揚げ物用の油などにもアマニ油やエゴマ油を配合したものが人気を集めています。

さらに最近は、大手コンビニチェーンのなかに、オメガ3が豊富な油を店内調理に利用するところも出てきました。

オメガ3には加熱すると酸化されて、性質が変わったり、独特のにおいが出て食品本来の風味を損なうという〝欠点〟がありましたが、あるコンビニチェーンでは、酸化を抑える独自の工夫を加えた油を開発して店内調理に使っているそうです。

「オメガ3」を最も効率的に摂取する方法

オメガ3脂肪酸が豊富に含まれる食材を改めて確認してみましょう。七訂食品成分表を

オメガ3脂肪酸が豊富に含まれる食材

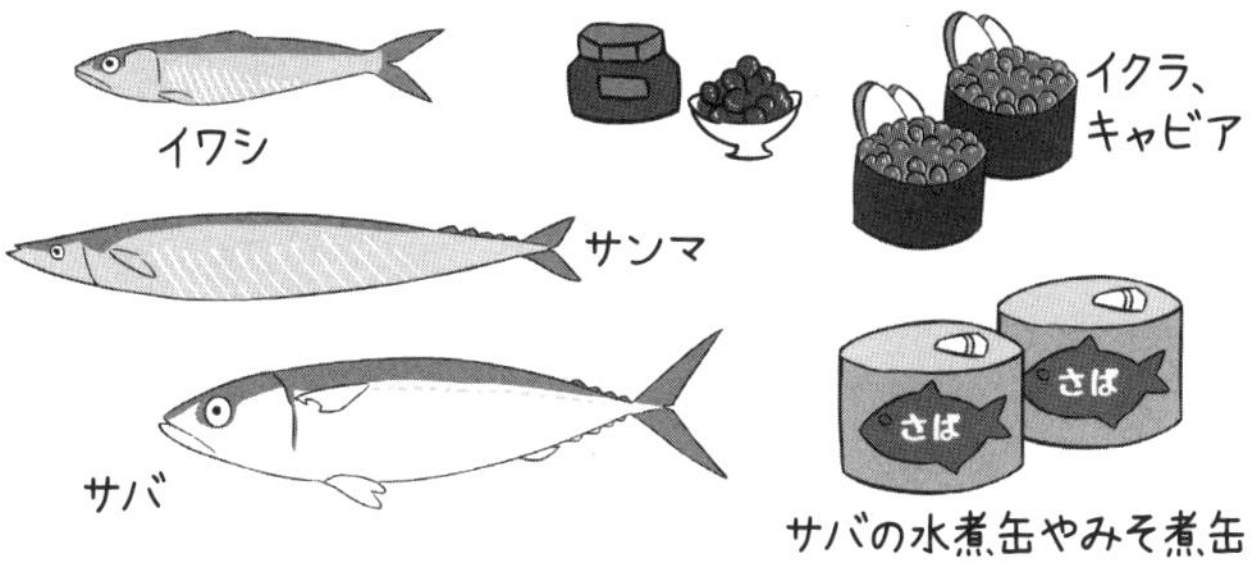

見てみると、マグロのトロやイワシ、サンマ、サバなどはグラムあたりの含有量が多いようです。変わり種だと、あん肝や、イクラ、キャビアなどの魚卵にも注目です。

でも、これを一つひとつ覚えるのは大変ですよね。じつは、魚介類の脂ののった部位なら、オメガ3脂肪酸がどれも豊富に含まれています。

コストパフォーマンスが高いのは、**イワシ、サンマ、サバの水煮缶やみそ煮缶**。麻布大学の守口徹教授に分析してもらったところ、**市販品ではいずれも100gあたり2000mgを超えるオメガ3脂肪酸が検出されました。厚生労働省が1日の摂取目標にしている1000mgの2倍が1缶で手軽にとれる**のです。

サバの缶詰はそのままでもおいしいですが、パスタやアヒージョなどにアレンジすることもできます。骨までしっかり煮込まれているので、時短にもなる嬉しい食材です。

オメガ3脂肪酸は、たんぱく質と一緒にとると、胆汁が分泌され、より効率的に吸収されることもわかっています。つまり、魚介類でとったほうがサプリメントでとるよりも吸収率がよくなり、さらに夜よりも朝にとったほうがより効率的に吸収されることもわかっています。また、熱にとても弱い性質を持つため、焼き魚やフライよりも、刺身でとるのがおすすめです。

ただし、オメガ3脂肪酸がいくら豊富といっても、たとえば、魚卵を食べすぎると塩分やプリン体などの過剰摂取にもつながります。何事も、ほどほどが大事です。

少し注意が必要なのは、アマニ油やエゴマ油などの食用油です。

たしかにオメガ3脂肪酸が含まれていますが、これらの油に多いのは、魚介類に多いEPAやDHAではなく、αリノレン酸という成分です。このαリノレン酸は、私たちの体の中でEPAやDHAに変換されないと、良質な細胞膜の材料にはなりません。しかし、その変換効率は5～10%ほど。また、乳幼児はこの変換能力が成人に比べて低いという報告もあります。できるなら、なるべく魚介類を食べたほうが、オメガ3脂肪酸を効率的にとることにつながりそうです。

とはいえ、魚がどうしても苦手な人は、オメガ3のアブラを毎日スプーン1杯飲んだり、サプリでとったりしても大丈夫。そのまま飲むのは抵抗があるという人は、みそ汁やコーヒーに加えてみましょう。

実際に魚が苦手なディレクターが1か月間、アマニ油やエゴマ油を積極的にとることで、血液検査の値がどう変わるのか実験してみたところ、大きな変化が見られました。

理想的なバランスである「1：2」には届きませんでしたが、始める前は「1：6.7」だったのが、「1：3.2」と大幅に改善しました。麻布大学の守口徹教授によると、1か月ほど続ければ、多くの人でこのような変化が見られる可能性が高いとのことです。

スーパーでも「牧草牛」が買える時代に！

私たちは、フランスのパリを取材しました。美食の都フランスは、世界一の牧草牛先進国。フランス政府は近年、オメガ3を含む食品を推奨しているのだといいます。

パリの肉屋さんを覗いてみると、ショーケースに並んでいるのは、ほとんどが牧草牛の肉です。

フランス北部にあるノルマンディー地方。ここでは、古くから牧草牛がさかんに育てられています。穀物で育てられた肉牛は2年ほどで出荷されますが、ここでは毎日50kgの牧草を食べさせ、5年以上かけてじっくり育てるそうです。

「ここで育てられた牧草牛は、素晴らしい味ですよ」

そう語るのは、私たちに同行してくれたフランス国立家畜研究所のクリストフ・デノワイエさん。彼は、フランス家畜研究所の品質管理部の責任者。牧草牛に含まれる成分を科学的に分析し、肉牛の品質を向上させることを目指しています。

日本でも、高級食品や輸入食材を扱うスーパーなどで、フランスやニュージーランド産の牧草牛を買うことができます。また、近年はウルグアイ産の牧草牛も出回るようになりました。国内でも牧草牛が見直されはじめており、北海道産や岩手県産のものなどが有名です。お買い物をする際は、ラベルに書かれた産地を目印に探してみてはどうでしょうか。なかにはズバリ「牧草牛」と記されたものもありますよ。

実践編 2

「オメガ3」でストレス軽減!?秘められたアブラのパワー

心の傷に関わる症状が「オメガ3」でやわらぐ!?

脳の神経細胞の大切な材料にもなっているオメガ3。それを十分にとることで、つらい経験などで傷ついた心を癒やしてくれるという可能性が見えてきました。興味深いことに、うつやＰＴＳＤなどの心の傷と関わる症状が、オメガ3の摂取によってやわらぐという研究報告が、最近相次いでいるのです。

国立がん研究センターの健康支援部、松岡豊さんが行った研究もそのひとつ。オメガ3の新たな機能を確かめる試みは、このように行われました。

2011年の東日本大震災。過酷な救命活動のなかで、心を痛めた医療関係者たちが多くいることを知り、彼らにオメガ3脂肪酸をとってもらうことで、心の傷をやわらげることができないかと松岡さんは考えました。

「医師や看護師さんたちが救命活動から戻ってきたあと、よく眠れないとか、心がフワフワするとか、助けられなかったことを残念がっているなどのストレスを感じていることがわかりました。そんな彼らのストレス症状を、ひょっとするとオメガ3脂肪酸の摂取で緩和できるのではないかと考えたのです」

看護師の武田文月さんは、この試みに協力したひとり。震災の翌朝、ヘリコプターで東京から仙台に向かい、救命活動に必要な人や物資を手配する仕事を担っていました。

「昼間は自分たちのミッションがあり、夜はミーティングがある。1日30分から1時間しか寝られない状況が続きました」

食事は、持参したレトルトのカレーを冷たいままかきこむだけ。10日間におよぶ不眠不休の救命活動を終え、東京に戻った武田さんですが、その後、心に異変を感じました。

「何をやっても楽しくなかったんです。前だったら患者さんがよくなると嬉しくて、すごいね！　って仲間たちと言い合えていたのに、なぜか無感動で……」

東京に戻って2か月後、心の傷をはかる心理テストを受けると、ストレスのレベルが極めて高いという結果が出ました。そこで武田さんは、松岡さんの指導のもと、**オメガ3脂肪酸を毎日1.5g、3か月とり続けました。すると、心理検査で大きな変化が。ほぼすべての項目で、ストレスのレベルが大幅に減少していた**のです。

この研究に参加した他の女性看護師たちにも、同じようなストレスの明らかな減少が見られました。武田さんは気づくと、震災前のような笑顔が戻っていたといいます。

産後うつの改善や疲労回復、持久力アップにも……

強いストレスにさらされると、脳のいたるところで炎症が起きます。じつはこれが、うつやPTSDにつながることがわかっています。オメガ3脂肪酸には、そうした炎症を抑える働きがあると考えられています。

さらにオメガ3を材料にして、傷ついた神経細胞に替わる新しい神経細胞が作られ、脳の働きが回復していくのではないかと松岡さんは推測しています。

「薬ではなく、食事で対処できる可能性を見いだすことができたのは、とても大きいです」

女性の産後うつも、オメガ3と関係があることがわかっています。妊娠中期から後期になると、赤ちゃんの脳は大きく発達します。この時期に赤ちゃんは、大量のオメガ3を必要とするのです。このときにオメガ3が欠乏すると、母親の脳からオメガ3を切り崩してでも与えようとします。つまり、母親の脳が萎縮してしまうのです。

オメガ3の欠乏状態が長く続くと、マタニティブルーや産後うつになったり、母乳がなかなか出にくくなったりするということが実験的に証明されています。だから、妊娠中や産後は、なおさら意識的にオメガ3をとる必要があるのです。

妊娠中は重金属の関係から、魚を避けているという人は多いかもしれません。しかしじつは、避けなければならないのは、クロマグロ、メカジキ、メバチマグロ、クジラなどの寿命が長くて大きな魚。オメガ3を多く含むサバ、アジ、イワシなどの青魚は該当しません。むしろ妊娠中こそ、これらを積極的に食べるよう意識したほうがよさそうです。

血液は1か月ほどでよい状態に整えることができますが、脳は少し時間がかかります。それでも続けていれば、3か月～半年ほどで活力が湧いてくることが期待できます。

体の機能をコントロールしているのは、私たちの脳。脳の材料となり、機能をアップするオメガ3をとることで、ほかにもさまざまな効果が生まれます。**配偶者がいる人を対象にしたアンケートでは、魚を食べる頻度が週に2日以上の人は、週に1日以下の人より「夫婦仲がいいと思う」と答える人が10％以上多かった**といいます。

イライラの解消に効果があるという、こんな実験もあります。

大学生を2つのグループに分け、片方にはオメガ3をサプリメントで毎日2000㎎とりながら、普段どおりの生活を送ってもらいました。彼らは3か月後に大切な試験を控えており、ストレスを抱えていました。

試験直前、世界中で使われている心理検査で学生たちの心を調べてみると、オメガ3をとらなかった学生の攻撃性が8.9％上昇していました。オメガ3をとっていた学生には、こういった上昇はありませんでした。つまり、オメガ3には、ストレスによって生み出される攻撃性や衝動性を抑える力があると考えられます。

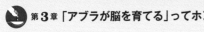

初めは脳機能を中心に研究がなされていたオメガ3ですが、最近はスポーツでも、オメガ3を取り入れはじめています。細胞の柔軟性が高まり、赤血球の柔軟性が増すことで、体のすみずみまで血液がまわって持久力がアップ。また、炎症を抑える働きのおかげで、練習後の痛みが軽減されることもわかってきたのです。

現在では、ラグビーや駅伝、ボートなどのチームが食事にサバを積極的に取り入れていますす。いずれも持久力が増し、タイムが顕著に上がってきているという結果が出ています。

命を育み、心を健やかに保つ働きがあると期待されるアブラのパワー。これからもまだまだいろいろな発見がありそうです。

実践編3 舌がアブラに鈍感に!? 「脂質依存症」を10日間で治す方法

とりすぎた脂質が味覚を鈍らせる

アブラをとりすぎると、だんだん舌が鈍感になってしまい、もっと多くのアブラが欲しくなるという悪循環に陥ってしまいます。しかも、舌がアブラに鈍感になっている人は、意外と多いのだといいます。

いったいどれくらいの人が、「脂質依存症」に陥っている可能性があるのでしょうか。私たちは、30人の男女に協力してもらい、調査してみました。

飲み物に少しの油を入れ、鼻をつまんで飲んでもらいます。3つのうちのどれかひとつに油が入っています。それを当ててもらうことで、舌の感度を判定するというテストです。

その結果、30人中9人、つまり3人に1人がアブラに鈍感であることがわかりました。現代人の多くは知らぬ間に舌が鈍感になり、アブラを食べすぎている可能性が見えてきたのです。

調査を監修した東京歯科大学准教授の安松啓子さんによると、およそ3～4割の人が脂肪に鈍感になっているのだそう。しかもその数は、近年になってさらに増えているのではないかと指摘しています。

アブラに鈍感であるということは、知らずしらずのうちにアブラをとりすぎる危険性があります。それだけではありません、必要以上にアブラが欲しくなり、たくさんの量を食べずにはいられなくなるのです。

一度、アブラに鈍感になると、もう味覚を取り戻すことはできないのでしょうか。いいえ、安心してください。舌が鈍感になっている人でも、10日間程度で取り戻すことができます。

「健康な味覚」は、10日間あれば取り戻せる

私たちの舌の表面には、味を感じる細胞、味蕾《みらい》があります。この**味蕾の細胞は10日ほどで新しい細胞と入れ替わる**ため、その間にアブラをとりすぎないようにすれば、感度が取り戻

糖質依存チェックリスト

揚げ物	焼き物、蒸し物
脂身の多い肉	赤身肉、鶏むね肉、白身魚
アブラの多いラーメン	うどん、そば
ケーキ、シュークリーム	和菓子、せんべい
マヨネーズ	ノンオイルドレッシング
バターなどの乳製品	低脂肪製品

せるのです。

そこで、先ほど舌が鈍感だと判定された9人に、追加で協力を依頼しました。毎日の食べ物を、意識的に変えてもらうのです。メニューは上のように置き換えました。

たとえば、これまで昼食に揚げ物が多かった人は、サバの塩焼きに。夕食にラーメンや牛丼が多いという人は、なるべく自炊に変えてもらいました。

そして10日後、舌の感度を調べるために同じ実験を行いました。すると、9人中3人が、アブラの感度を取り戻すことができたのです。

一方、改善しなかった人には、2つの共通点があると調査を監修した安松さんは分析しています。

舌の感度セルフチェックリスト

- □ １日２食、揚げ物を食べることがある
- □ 肉は脂ののったものを食べる
- □ 昔ながらのしょうゆラーメンより、背脂たっぷりとんこつラーメンが好きだ
- □ 和菓子よりも洋菓子を食べる
- □ つい食べすぎてしまうことがある
- □ 食事を抜いた日のほうが多い

❶朝食を抜くなど食事のバランスが悪い

成人の場合、１日に必要なエネルギーは２０００kcalくらいになります。それが極端に足りていない場合、体は「次にいつ食べられるかわからない」と判断し、とにかくカロリーをため込もうとします。カロリーをため込むには、アブラをとるのが手っ取り早いので、それが舌のアブラの感度を鈍くしていると考えられます。

❷ＢＭＩが25を超えている

太っている人の場合、体の脂肪細胞が出すレプチンというホルモンが増え、アブラの味を感じにくくさせている可能性があります。

あなたは大丈夫ですか？　上のセルフチェックを行ってみましょう。

こちらのチェックリスト、2つだと要注意。3つ以上だとアブラに鈍感な可能性があります。ただ、10日間だけでも意識してアブラを控えてみると、感度を取り戻せる可能性が高いのです。感度が戻ると、きっと、もっと食べ物がおいしく感じられるはずです。

アブラの依存性は麻薬以上!?

それにしても、人はなぜ「脂質依存症」になってしまうのでしょうか。

慶應義塾大学の伊藤裕教授によると、アブラはカロリーが高いため、食べ続けると脳の報酬回路に異常をきたしてしまうのだそうです。通常、食べるとある程度で満足するはずが、快楽物質ドーパミンのシグナルが低下してしまうために、満足を感じにくくなります。つまり、アブラはものすごく依存症になりやすいということ。なんと、タバコやアルコールよりも依存性が強いのです。

「じつは、アブラは麻薬の次くらい依存性が高い物質です。いったんハマってしまうと、なかなか抜け出せません。だから、一度食生活を見直しても、また戻ってしまう可能性が高くなります。毎日ちょっとずつ控えるということを意識して続けないと、なかなか依存からは抜け出せません」

舌で感じる感覚と、香り。味は、それが一体となって作り出されるものです。料理をおいしいと感じさせる香りの成分は、ほとんどが脂溶性。つまり、アブラに溶ける性質を持っています。アブラにハーブやスパイスなどの香り成分が溶け込んだものを飲み込むと、胃に香りが漂い続け、それにより食べ物の余韻を豊かに感じとることができるのです。

さらに、口の中にアブラが入ると、アブラがないときよりもたくさんだ液が分泌されます。それによって、おいしさが口の中で対流し、味はさらに膨らみます。それを私たちが「ジューシー」だと感じているのです。

つまり、おいしいものにはアブラは欠かせません。だからこそ、もっとアブラのことを意識的に考える必要があります。

つい食べすぎてしまうのではなく、健康によいのか、悪いのか。とるべきアブラか、そうでないのか。つねに考えながら、選び取っていかなくてはならないのです。

（松本裕介）

第4章

「お酒」を飲みすぎてしまうのは、なぜか？

～"飲める人"も"飲めない人"も知っておくべき「お酒の真実」～

楽しく酔ってストレスを解消するのに愛飲されている「酒」。でもアルコールは、飲みすぎると命を落としたり、がんなどの怖い病気を招いたりもする怖いもの。そんな危ういものが、なぜこれほど人間社会に広まったのでしょうか。じつは最新研究で、酒の究極の起源は「命をつなぐ栄養食」だったという意外な事実が見えてきました。しかし、それがなぜ、酔うための飲み物になったのか。さらに「酒に弱い人」が存在する理由にも、祖先の驚きのドラマがあったことがわかったのです。

人類の祖先が生き延びるために、「お酒が必要」だった!?

お酒を〝栄養食〟として、主食にする人たちもいる！

アフリカ・エチオピア南部、標高約２０００ｍの山岳地帯。ここに、人類と酒の「究極の起源」を物語る人たちがいます。私たち取材班は、この地域に住む民族「デラシャ」の人々を取材しました。

彼らが飲んでいるのは「パルショータ」というドロドロの液体。これはデラシャ伝統の酒で、モロコシという穀物をすりつぶし、壺の中で発酵させて造られます。酸味のある味わいで、微炭酸。アルコールの度数はビール程度です。

デラシャの人たちはこのパルショータを非常に好み、１日に５ℓも飲みます。しかも驚くことに、そのほかに食事はほとんどとっていません。じつはこの酒こそが、デラシャの人たちの「主食」なのです。子どもたちまでもが、アルコール度数を抑えたものを食事として飲んでいます。

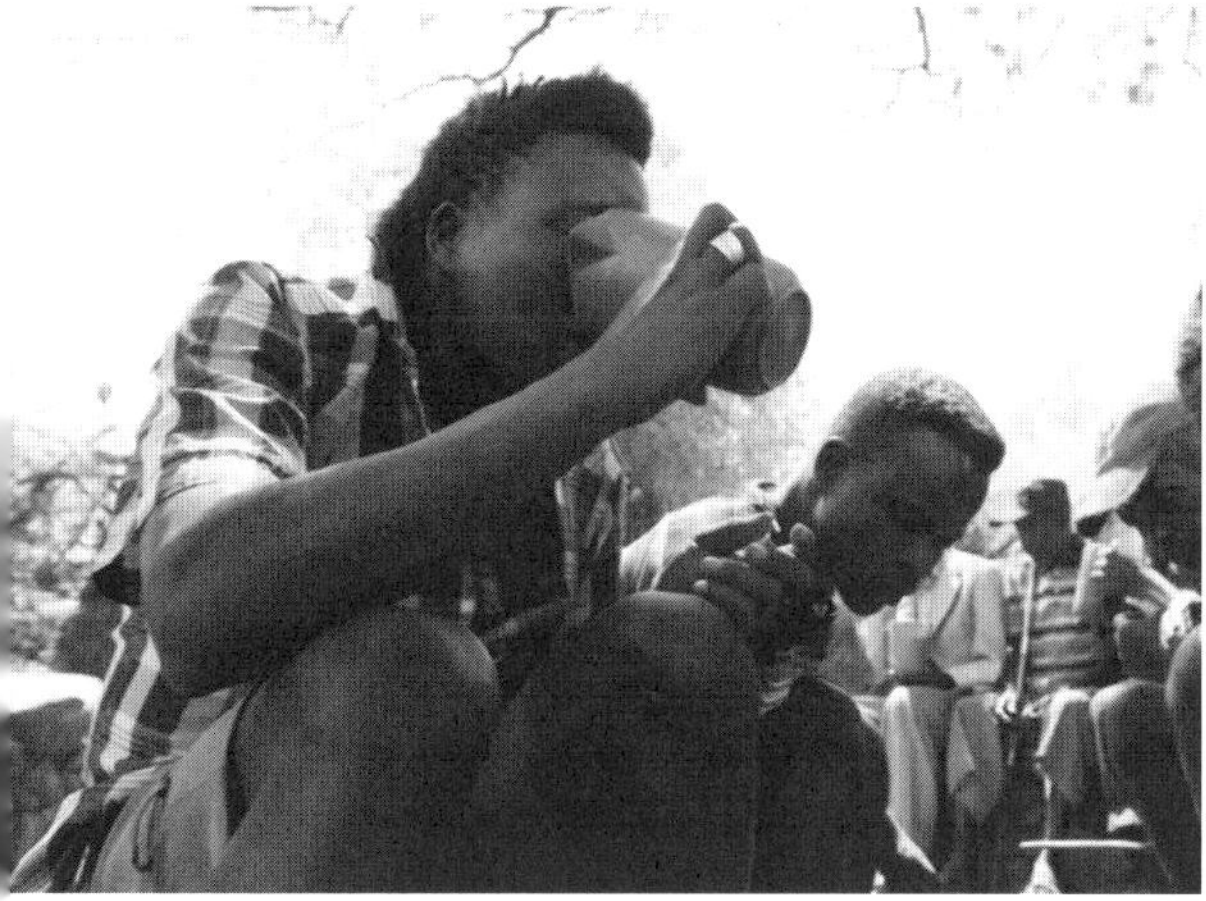
デラシャの人たちは１日に何度もパルショータを飲む

不思議なことに、彼らはほとんど酒しか口にしないのに、みんなたくましい体つき。健康な体を維持できています。その秘密を探って、名古屋大学の生態人類学者・砂野唯さんが初めて本格的な調査を行いました。

パルショータの成分を詳しく分析したところ、驚きの事実が判明。そこには糖分だけでなく、生きるために欠かせない必須アミノ酸やビタミンなどが、多く含まれていることがわかったのです。

「私たちと違って、肉や野菜といったものをまったく食べておらず、穀物（モロコシ）から造ったお酒だけをひたすら飲んで、これだけの栄養価をとっているというのは、とても驚くべきことだと思います」

パルショータの原料であるモロコシは、乾燥したこの地域で唯一栽培できる穀物です。でも、これだけでは生きていくために必要な栄養素が到底足りません。ところが、このモロコシを発酵させてお酒にすると、栄養価がぐんと高まるのです。それさえ飲めば生きていけることを、彼らは経験的に知っていたというわけです。

デラシャの人たちにとって、酒が〝栄養食〟だという驚きの事実。じつはこれが、人類が酒を好む〝最強の飲んべえ〟に進化した理由を探るためのヒントになっていました。

人類と酒の意外な原点を解き明かしたのは、〝飲んべえ〟に欠かせない特別な遺伝子「アルコール分解遺伝子」について研究している、アメリカの生物化学者、マシュー・キャリガンさんです。

アルコール分解遺伝子は、体にとって有害性もあるアルコールを、体内で別の物質に分解する特別な酵素を作り出す働きをしています。キャリガンさんが詳しく分析を行ったところ、興味深いことがわかりました。

およそ1200万年前、木の上で暮らしていた私たちの祖先の体の中に、突如とても強いアルコール分解遺伝子が出現。それがその後、ゴリラ、チンパンジー、そして人間といった一部の類人猿にだけ受け継がれたというのです。そのため、**ほとんどの動物は体内でアルコールを分解する力が弱く、酒など口にできないのに、祖先からこの強いアルコール分解遺伝子を受け継いだ類人猿や人間は、強い酒でも飲むことができる**のです。これはまさに、選ばれし〝飲んべえ〟への大進化といえます。

それにしても、酒などなかった1200万年も前の祖先に、なぜ「酒に強くなる遺伝子」が備わったのでしょうか。

「祖先が手に入れた高いアルコール分解能力は、生き延びるために、とても重要だったと考えられるのです」

キャリガンさんが考える「飲んべえ」誕生のシナリオをご紹介します。

人間が地球上で〝最強の飲んべえ〟になったワケ

およそ1200万年前のアフリカ大陸で、私たちの祖先は木の上で果実などをおもに食べていました。穏やかな気候で、食べ物には困らない幸せな時代でした。

ところが、地球規模の気候変動で大地が急速に乾燥化しはじめ、森の木が次々と消滅。果実も減り、食べるものがなくなってしまったのです。

運よく地面に落ちた果実を見つけても、完熟して、実に含まれる糖分が自然発酵し、アルコールに変化してしまっていることが少なくなかったと考えられます。それでも飢えから逃れるために食べた祖先は、まだ体内に強いアルコール分解遺伝子がなく、少量のアルコールでも酔っ払ったようになり、強い動物に襲われてしまうこともあったかもしれません。

そんななか、あるとき、一部の祖先の体内で遺伝子に突然変異が起き、アルコール分解遺伝子が偶然とても強力になったと考えられます。**強いアルコール分解遺伝子を期せずして手に入れた祖先は、発酵した果実を食べても酔っ払うことなく、栄養を得ることができたに違いありません。こうして幸運にも、「酒になった果実」を食べられるようになった祖先だけが生き延びて、数を増やしていった**と考えられるのです。

その遺伝子を受け継いで、地球上で「最強の飲んべえ」となったのが、私たち人類。これほど強力なアルコール分解遺伝子を手に入れたのは、まったくの偶然だっただろうと、遺伝子から酒と人類の関係を探る、東京大学の太田博樹教授は推測しています。

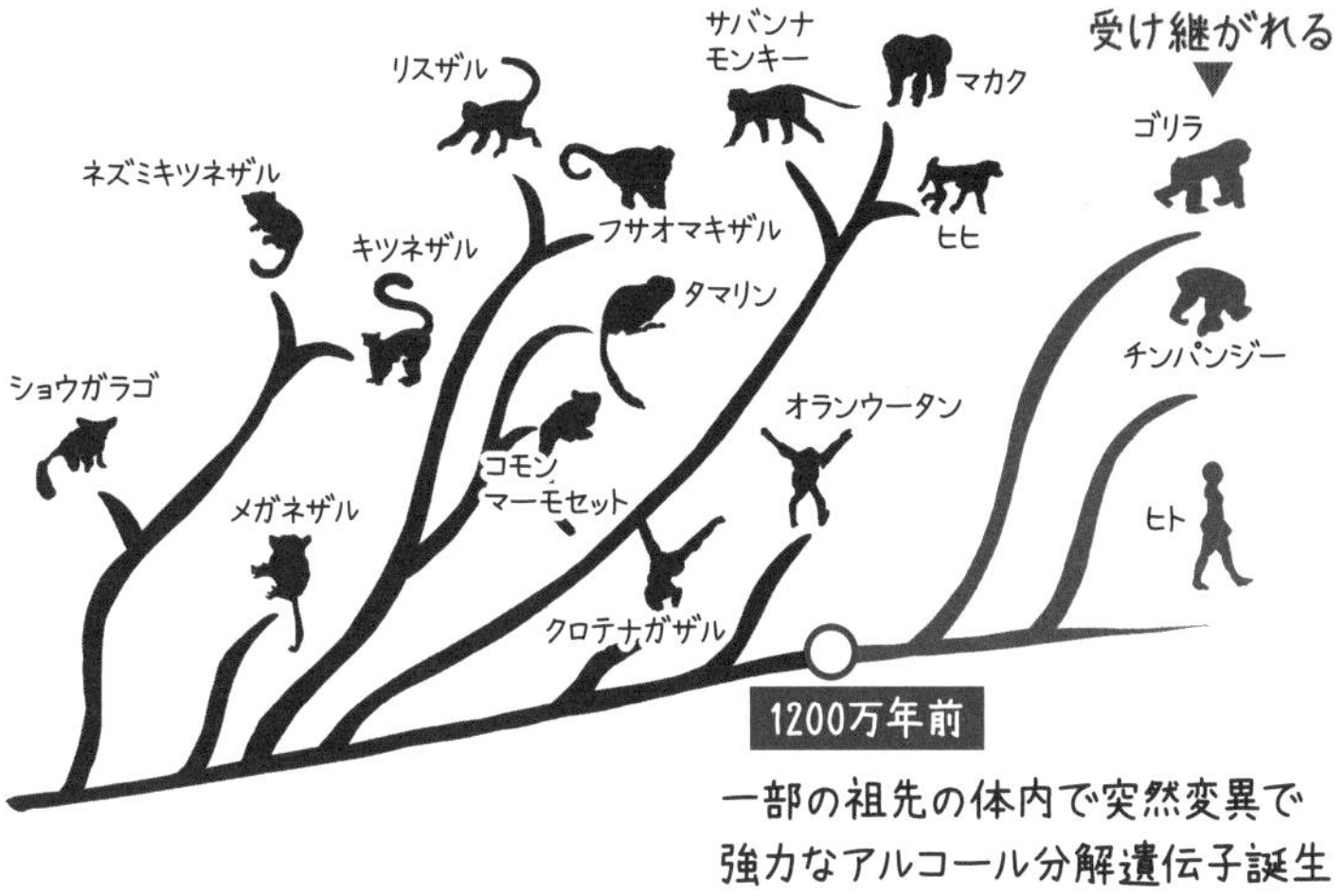

「落ちた果物や発酵した食べ物を口に入れて、食べられる祖先と食べられない祖先がいたのでしょう。僕らの祖先は食べても大丈夫でした。**遺伝子の突然変異というのは、いつも偶然起こります。でも、その遺伝子がなくならずに現在の我々にまで伝わっているということは、強いアルコール分解遺伝子が生きるうえで何かの役に立ったからに違いありません**」

「酒になった果実」から栄養を得て生き延びたとも考えられる、人類の祖先。デラシャの人たちが「酒を主食に」して生きる姿は、そんな遠い祖先と酒との原点を今に留めているかのよう。しかし、そうした特別な食文化を除けば、現代人にとって酒は〝栄養食〟ではなく〝酔うための飲み物〟です。いったい何がこの大転換を引き起こしたのでしょうか。

脳内に歯止めなく快楽物質を放出させる酒の恐るべき力

太古の酒造りは、部族同士の衝突を避けるために行われた

私たちは、中東の国トルコへ取材に向かいました。そこは、今からおよそ1万2000年前に人類が農耕を始めた歴史的な地域です。

その一角に、人類史上最古ともいわれる大規模な遺跡が発見されました。直径およそ300mもの範囲に、高さ5m以上ある巨大な柱が立ち並ぶ「神殿」らしき遺跡、世界遺産ギョベックリ・テペ。ここで、容積が最大およそ160ℓもある大きな石の器がいくつも発見されました。さらに、その器の表面から「シュウ酸塩」という、小麦を発酵させたときにできる物質を検出。1万年以上前の人々が、この石の器で大掛かりに小麦から酒を造っていた可能性が浮かび上がってきたのです。

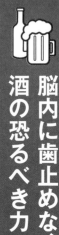

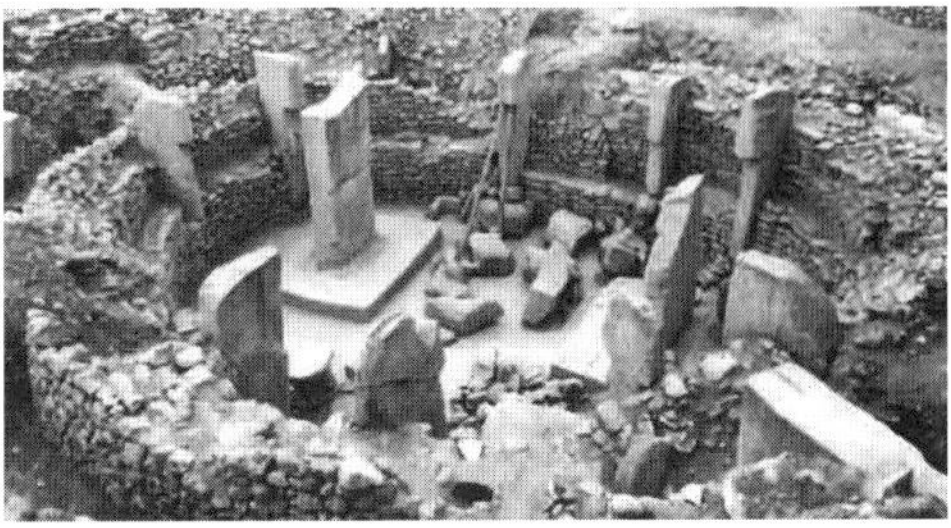

世界遺産ギョベックリ・テペ

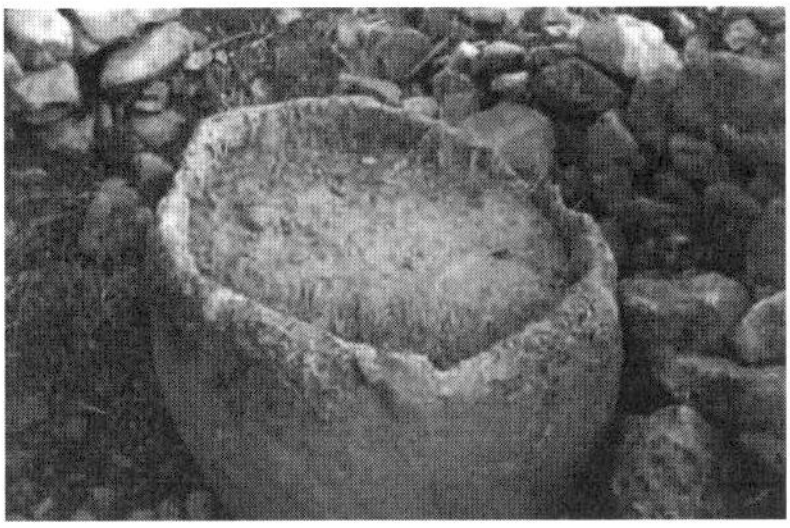

酒を造っていた可能性もある160ℓもある大きな石の器

ドイツ考古学研究所の考古学者のローラ・ディードリッヒ博士たちは、その酒造りの再現実験を行いました。まず、当時栽培していたと思われる小麦を石器ですりつぶして粉にします。それを水に浸して温めると、小麦に含まれるデンプンが自然に糖に分解されます。大量の水を温めるために、古来の人たちが利用したと思われるのが焼いた石です。石の器の中に焼いた石をどんどん投入し、少し時間をおくと、水は甘くなっていました。

次は、糖を酵母で発酵させる作業です。野生の果実などに付着した、天然の酵母菌などを使って発酵させ、糖をアルコールに変えたと考えられます。さらに、雑菌が入らないように泥などで容器ごと密封し、待つことじつに3か月。少し酸味がある、微発泡のビールのようなお酒ができあがりました。太古の人々はまさにこの場所で、お酒を造っていたと考えられるのです。しかも、酒造りの規模は大きなものだったようで、同じような石の器が遺跡から大小いくつも発見されています。

なぜ人類はこの時代にこの場所で、大量に酒を造りはじめたのでしょうか。

当時、神殿の周辺地域には、異なる複数の部族が住み着いていて、集団生活をしていたと考えられています。それらの部族同士で血なまぐさい争いが起きていた可能性が、同じ地域での発掘調査から見えてきました。農耕を始めたことで、集団で暮らすようになった祖先たち。よりよい農地などを巡る争いのなかで、部族同士の衝突が起きやすくなっていたのかもしれません。

しかし、機械などがない当時に、これほどの大神殿を築き上げるには、多くの人が力を合わせなければならなかったはずです。そこで役に立ったと考えられるのが**酒がもつ「人々の友好を深める力」です。一致団結をはかるため、神殿建造のために集まった人たちが、大量に造った酒をみんなで飲み、宴を開いていた可能性がある**とローラ博士は考えています。

「神殿の建造には、何百もの人が集まったはずです。大量の酒は、異なる部族がともに酌《く》み

アルコールを摂取する前と後の脳の断面

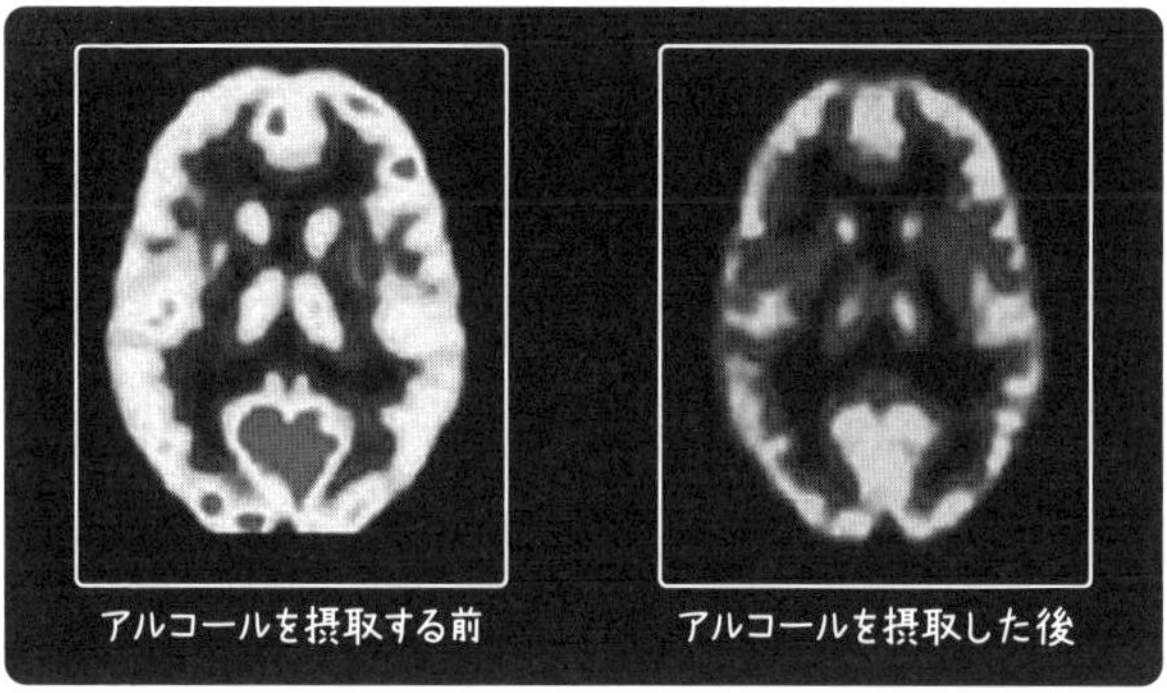

脳の断面を見ると、アルコールを摂取する前(上図左)は理性を司る表層付近が活発に働いていたのが、少量のアルコールを摂取しただけで活発ではなくなった

交わし、結束力を生む重要な役割を果たしたと考えられるのです」

祖先たちが発見した、人々を結びつける酒の不思議な力。それには、アルコールが脳にもたらす特別な作用が関わっています。

私たちの脳は、表層の部分に「理性」を生み出す働きがあります。初対面の人に緊張感や警戒心を抱くのは、この「理性」が働くからです。

では、酒を飲むとどうなるか。

脳の断面を見ると、アルコールを摂取する前は理性を司る表層付近が活発に働いていたのが、少量のアルコールを摂取しただけで活発ではなくなってしまいます。

これはつまり、アルコールによって理性の働きが弱められたということ。そのおかげで警戒心が解けて、気分が開放的になり、人と打ち解けやすくなると考えられます。これはまさに「酔いがもたらす効用」です。

「人類最初の文明の証」ともいわれる大神殿で造られはじめた大量の酒。これを皮切りに、酒は「人と人を結び、文明や社会を築く特別な力」として、欠かせない存在になっていったのではないか。ローラ教授は語ります。

「みんなで一緒にお酒を飲んで、気持ちがなごやかになり、仲よくなる。そんな文化が徐々に広まっていったと考えてもおかしくありません。それは人類の歴史において、とても重要なことだったといえるでしょう」

酒と人類は、深い絆で結ばれている

農耕とほぼ同時期に始まったとみられる、人類の酒造り。その後、それぞれの土地で手に入りやすい材料を使って、世界中でさまざまなお酒が造られはじめました。そして、お酒と人類は、ますます深い絆で結ばれていくことになります。

コーカサス山脈に抱かれた東欧の国、ジョージア。私たちは首都トビリシから南へ50㎞、およそ8000年前のシュラヴェリ遺跡にも取材に向かいました。

そこは、新石器時代の住居跡。掘り出された土器の破片から、ブドウの花粉とブドウの木の皮の細胞がたくさん見つかりました。トロント大学のスチーブン・バチュク研究員によると、ここでワイン造りが行われていた跡だとのこと。そう、ジョージアは、今も世界的なブドウの産地。およそ8000年前の祖先も、ブドウを育て、ワインを作っていたのです。

ジョージアでは、今もなお、そんな祖先たちと変わらない方法でワイン造りが行われています。使うのは、クヴェヴリと呼ばれる大きな土器。容積はおよそ1000ℓもあります。

ワイン工房に案内してもらうと、床下にクヴェヴリが埋められています。土に埋めることで、温度が変わらず、発酵が安定して進むのだそうです。

完成したワインのアルコール度数はおよそ15％。糖分が多いブドウからは、より多くのアルコールが生み出されます。古代の人たちも、みんなで酔いを楽しんだに違いありません。

4月半ばになると、前の年に仕込んだワインができあがります。その年の最初のワインをごちそうとともに、家族で味わう。昔から変わらない、ジョージアの伝統です。新しいワインをあけ、今日の日を祝福します。ジョージアの人々にとって、ワインは食を豊かにし、人と人の結びつきを深めるのに欠かせない飲み物なのです。

日本では、中国から稲作が伝わった縄文時代後期〜弥生時代前期くらいには、酒造りが始まっていたといわれています。それ以来、私たちは、主食の米を発酵させてお酒を生み出す日本酒の技術を大切に受け継いできました。

まずは、原料となる米を精米し、雑味を取り除きます。次にその米を大量に蒸しあげて、麹菌をまんべんなく振りかけます。麹菌の働きで、米のでんぷんを糖に分解するのです。そして、およそ3週間ゆっくり発酵させると、ようやく日本酒の完成です。

日本では、お酒は神様の飲み物。特別な力が宿るとされ、古来より、神聖な儀式に使われてきました。そのはじまりは米をかみ、だ液で発酵させた「こめかみ酒」だったといわれています。神の遣いである巫女が口でかんだ米を器に移して酒を造り、それをみんなで楽しんでいる様子が「古事記」や「万葉集」などに記されています。

人類にとってお酒は、単に酔いを楽しむ飲み物ではなく、食とともに育まれた文化そのものなのです。

恐るべき酒の魔力、さらに快楽を追求する人類

人間関係を築く特別な力を持つ酒。ところがさらに時代がくだり、文明社会が発展するにつれて、人類が酒に脳を乗っ取られるという事態が起こりはじめます。

およそ5000年前の古代エジプトでは、ビールが労働者の賃金として支給されるまでになっていました。また、このころには、ブドウを育ててビールより度数の高いワインも造られはじめたことがわかっています。すると当然、「お酒に飲まれる人」も出てきました。発見された当時の労働者たちの出勤簿を見ると、なんと仕事を休む理由として「飲酒」という文字があります。さらに、「吐くまで飲む貴族の姿」が描かれた壁画も見つかりました。

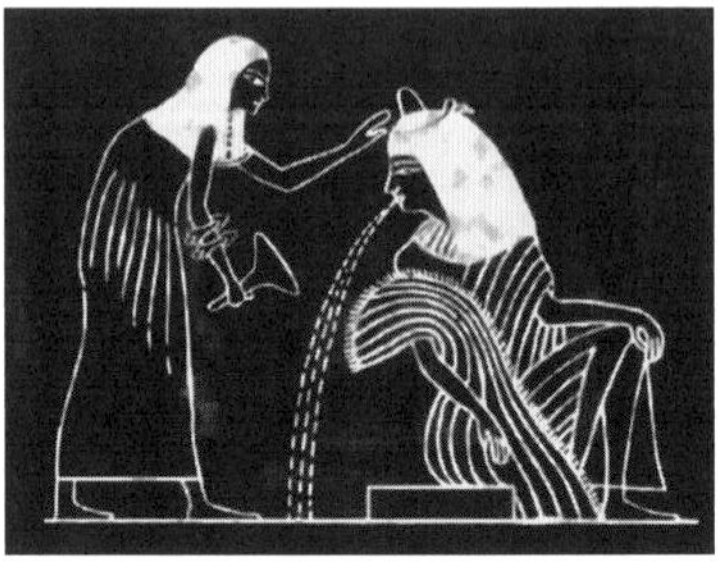

「吐くまで飲む貴族の姿」

そこまで人間が酒のとりこになった原因は、脳を操る「恐るべき酒の魔力」にありました。

酒を飲むと、アルコールは血液にのって脳へと向かいます。脳の血管の壁には、異物の侵入を防ぐ特別なバリアがありますが、アルコールは非常に小さい物質のため、そのバリアをすり抜けて脳の内部まで入り込みます。

脳の中には「ドーパミン」という快楽物質を放出する細胞がありますが、アルコールが脳内に増えるにつれて、この細胞が興奮状態になり、歯止めなくドーパミンを放出。すると快楽が暴走し、飲みたい気持ちを止められなくなってしまうのです。いわば「アルコールに脳を乗っ取られてしまった」ような状態です。

アルコールが脳にもたらす「酔いの快楽」に魅せられて、さらに強い酒を求めはじめた人類。8世紀ごろには、ついに「究極の酒」を生み出しました。そう、酒からアルコール分を取り出して、より度数の高い「蒸留酒」を造りはじめたのです。ブランデーに焼酎、ウォッカなどは、少量でもすぐに酔うことができる、まさに「快楽をもたらす酒」ともいえます。

蒸留酒を造る技術は、アラビアの錬金術師がワインを蒸留してブランデーを造る過程で確立されたのだそう。当時はアクアヴィテ（命の水）と呼ばれ、薬として使われていました。それが後の15世紀、大航海時代に大活躍。大海を渡る船に乗せられる荷物には限りがあったため、少ない量でも酔うことができ、長期間保存できる蒸留酒が重宝されたのです。蒸留酒は船に乗り、世界中に広まっていきました。

脳をリラックスさせ、人と人をつなぐ「特別な力」として欠かせないものとなった酒。しかし、楽しく宴会に興じるうちに、気づくと人類の脳は「アルコールの魔力」に乗っ取られ、際限なく飲みたくなってしまう生き物になっていたのです。

なぜ日本人の約4割が「酒に弱い遺伝子タイプ」になったのか？

欧米、アフリカ系の民族は、ほとんど全員が「飲める体質」だが……

調査によると、欧米やアフリカ系の民族には、飲んですぐ顔が赤くなるような「酒に弱い体質」の人はほとんどいません。大半が「飲める体質」です。しかし、日本や中国、韓国などのアジア人には、「酒に弱い人」が非常に多くいます。

なぜ、一部のアジア人だけ酒に弱くなってしまったのでしょうか。その発端は中国にあることがわかってきました。

謎の解明に挑んでいるのは、復旦大学の人類学者・李輝さん。中国で発掘された祖先の骨に残る遺伝子の情報を読み解く研究を行っています。なかでも李さんが注目したのは、**「ア**

セトアルデヒド分解遺伝子」と呼ばれる遺伝子のタイプでした。

酒を飲むと、アルコールは体の中で分解されて、「アセトアルデヒド」という物質に変わります。顔が赤くなるのは、このアセトアルデヒドのしわざです。アセトアルデヒドは体中の細胞を傷つけて、がんや肝硬変などの病気のリスクを上昇させる危険な物質。まさしく**アセトアルデヒドこそ、酒が「毒」であることの正体**なのです。

はるか昔、偶然アルコール分解遺伝子が強くなった人類の祖先は、アセトアルデヒド分解遺伝子の働きも強かったと考えられます。ところが6000年以上前、アセトアルデヒド分解遺伝子の働きが弱い祖先が、突如中国に出現したことがわかってきました。

お酒に弱い体質の人の割合

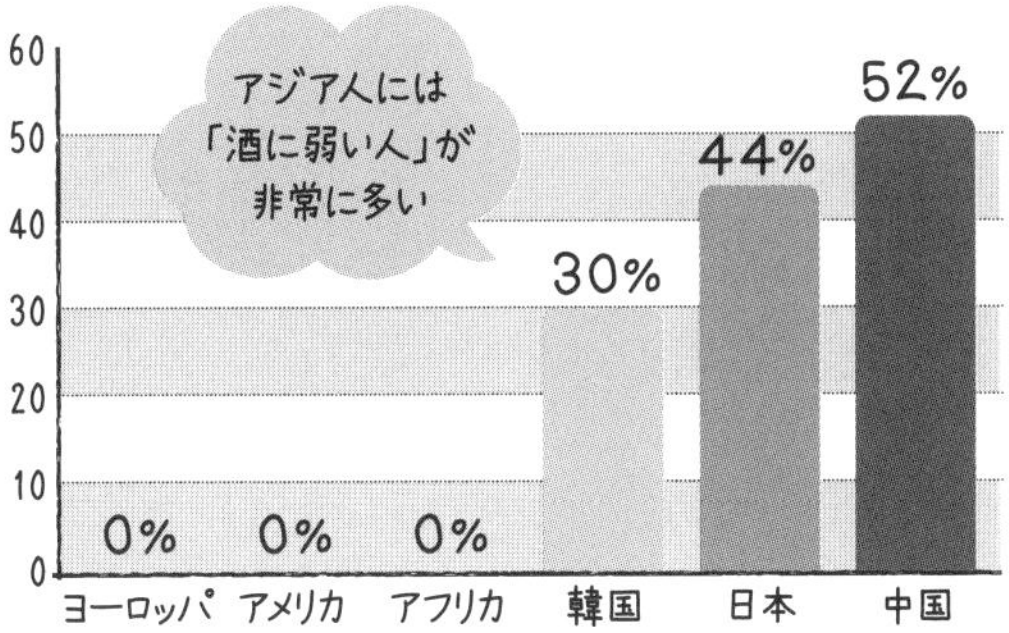

なぜ**「酒に弱い遺伝子」**が現れたのか。

李さんの分析によると、現代のアジアでは、とくに東アジア一帯に「アセトアルデヒド分解遺伝子の働きが弱い人」が多く存在していました。この分布を見た李さんは、「酒に弱い遺伝子」の広がり方のパターンが、アジアでの「稲作」の広まり方とよく似ていることに気づいたのです。

稲作は中国の長江流域で始まり、まず北東部へ。次に東南部へと伝わり、その後、東アジア一帯へと広がりました。この稲作の分布と、「酒に弱い遺伝子」の分布を重ね合わせてみると、驚くことにほぼ一致したのです。

アジアの祖先は、「酒に弱い遺伝子」を持つ人たちが生き延びた⁉

稲作の分布と、「酒に弱い遺伝子」の分布がほぼ一致するという大発見ですが、それがどういった理由によるものなのか、まだ確かなことはわかっていません。しかし、いくつかの有力な仮説が提唱されています。なかでももっともらしいと太田博樹教授（東京大学）が考えるのが、こんな驚きのシナリオです。

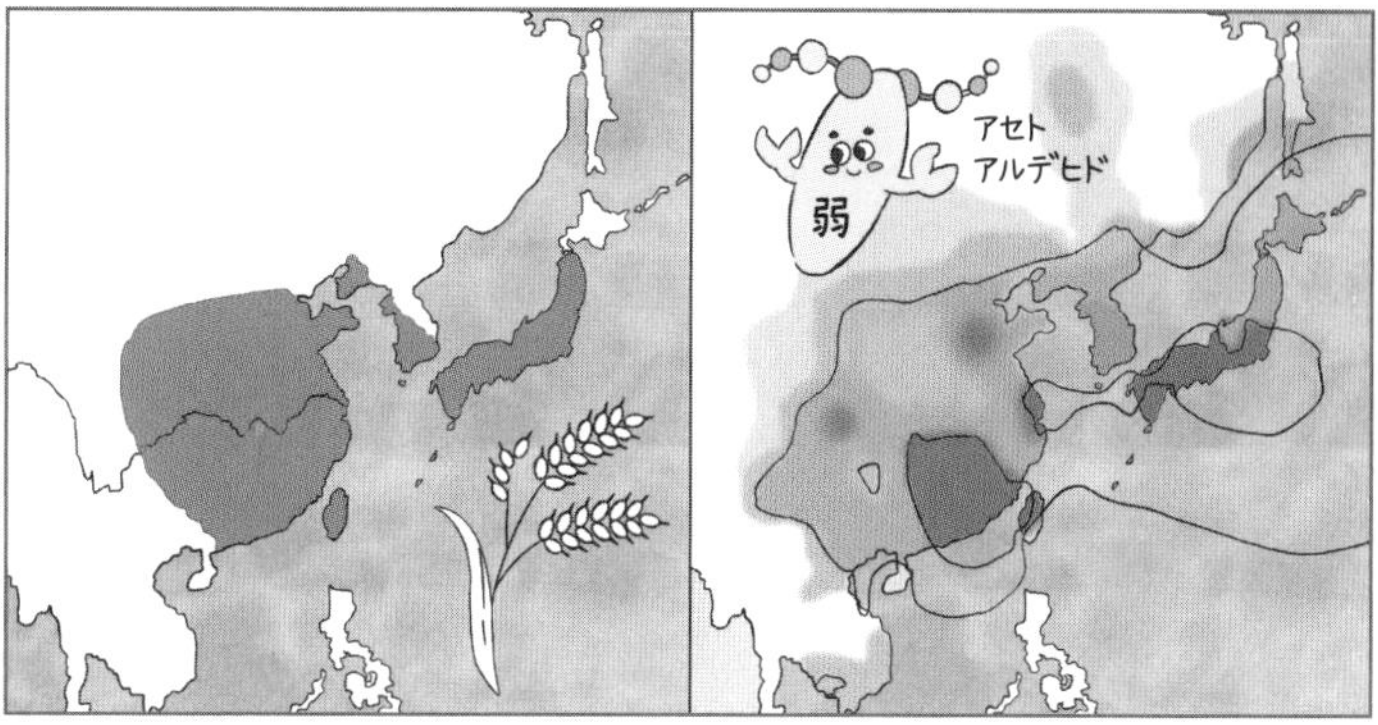

（左）アジアにおける稲作の広まり
（右）アセトアルデヒド分解遺伝子の働きが弱い人の分布

舞台は、6000年以上前の中国。稲作に適した水辺に多くの人が集まって暮らしはじめていましたが、当時は衛生環境も悪く、食べ物に病気を引き起こす悪い微生物などが付着することが多かったと考えられます。知らずに食べてしまい、体内で悪い微生物が増えれば、命にも関わります。そんなとき、意外なものが役に立ちました。それが当時、米から造っていた「酒」です。

アセトアルデヒド分解遺伝子の働きが弱い祖先が酒を飲むと、体内には分解できない猛毒のアセトアルデヒドが増えていきます。しかし、その毒が、体内の悪い微生物を攻撃する薬にもなった可能性があるというのです。

一方、酒に強い祖先は体内のアセトアルデヒドが少なく、悪い微生物が抑えられずに大繁殖してしまうことに。こうして、酒に弱い遺伝子を持つ人のほうが、感染症に打ち勝って生き延びたのではないかというのです。

つまり**私たちの祖先は、酒がもたらす毒までをも利用して病気から身を守るという切実な事情から、「わざわざ酒に弱くなった」というわけ**なのです。

ただし、これはあくまでも「有力な仮説」のひとつ。ほかにも、単にお酒が飲めない人は、アルコールを多量に摂取することはなく、健康的に過ごすことができたからという説。東アジアは熱帯雨林と違い、自然に発生するアルコールが少なく、初めからお酒に強い遺伝子を必要としていなかったという説など、諸説あります。

いずれにせよ、何らかの理由によって現れたこの「酒に弱い遺伝子」が、やがて稲作文化とともに日本列島に渡来し、今では日本人のおよそ4割が「酒に弱い遺伝子タイプ」になったと考えられるのです。太田教授は、次のように推測しています。

「日本列島に稲作の技術を持った人たちが入ってくる以前から日本列島にいた縄文人は〝酒に強い遺伝子タイプ〟の人たちが多かったと考えられますが、大陸から渡ってきた〝酒に弱い遺伝子タイプ〟と交わることで、酒に弱い日本人が増えていったのではないでしょうか」

日本人の半数は酒に弱い――そのことを認識して、一緒に飲んでいる相手を気遣いながら、お酒が持つ力でコミュニケーションを円滑にし、会話を弾ませる。それが、人と人とをつなぐ、お酒の場の正しい楽しみ方といえそうです。

「酒は適量であれば健康によい」とはいえない？

私たちの祖先を病気から守る薬にもなった可能性がある有毒のアセトアルデヒド。しかし、現代の私たちは衛生環境もよくなり、祖先のように悪い微生物におびえる必要はなくなりました。そうなると、アルコールから生み出されるアセトアルデヒドは、もはや毒でしかありません。

「お酒は適量であればむしろ健康によい」、「酒は百薬の長」などといわれてきましたが、残念ながらそうとはいいがたいと考える研究者が多くなっています。

酒に強い人であっても、「アセトアルデヒドが体の毒」であることに変わりはありません。個人差はあるものの、1日に飲むアルコールの量が20gを超えたあたりから、病気になるリスクが上がっていくという最新のデータが発表されています。

1日のアルコール量20gとは、ビールに換算すると、500mℓ缶1本程度。これを多いと思うか、少ないと思うかは、人によるところでしょう。

一方で、とくに「酒に強い遺伝子タイプ」の人は、アルコール依存症への注意も必要だと太田教授（東京大学）は指摘しています。

「アルコール依存症になりやすいのは、酒に強い遺伝子タイプの人です。分解能力が強いからこそ、油断してどんどん酒の量が増えてしまう。それくらい人

飲酒と病気のリスク

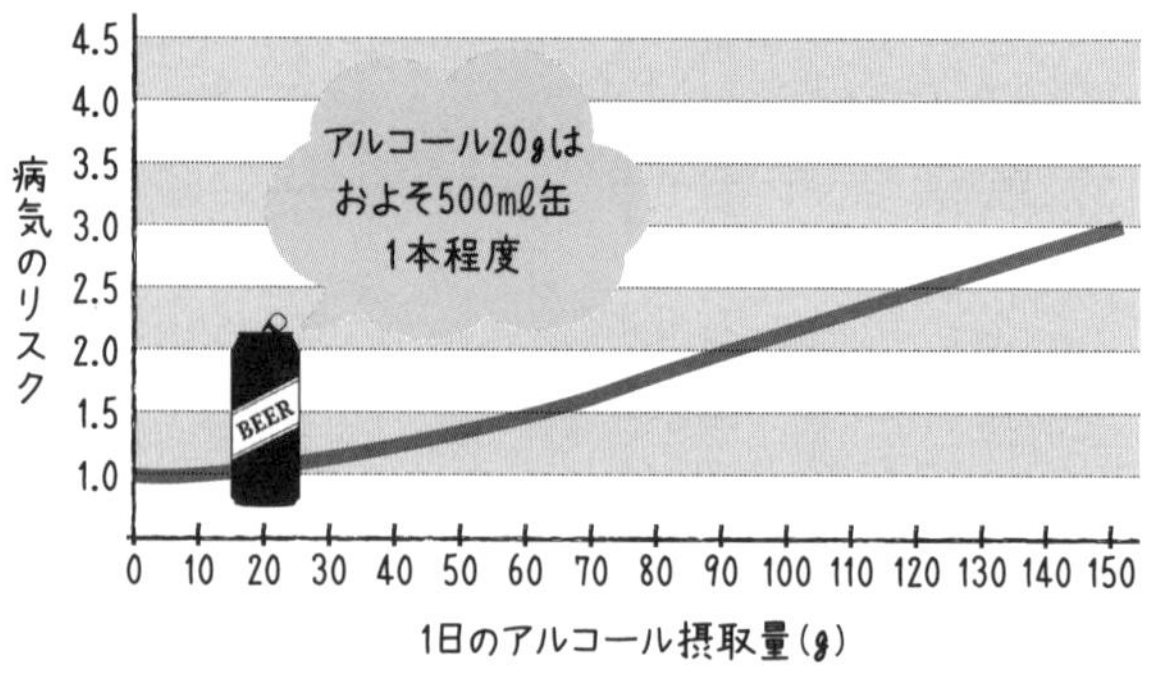

間は、〝酔いの快楽〟への欲求をなかなか断ち切ることのできない生き物なのです」

酒は、体のことだけを考えると、確かにリスクをはらんだものです。でも、人間の幸せは「病気にならないこと」「長生きすること」だけがすべてではありません。誰かと一緒に楽しい時間を過ごしたり、仕事が終わったあとのごほうびにしたりといった喜びを考えたら、お酒を楽しむ時間は、とても大事なものです。

もはや「栄養のために飲む」ものではなくなったからこそ、私たちはリスクを知ったうえで、賢くお酒と付き合うべき時代を生きているのです。

実践編1

自分の「遺伝子タイプ」に合わせて、お酒と付き合おう！

「アセトアルデヒド分解遺伝子」が、酒に強いか弱いかを決める

お酒を飲むとすぐ顔が赤くなる人がいるかと思えば、たくさん飲んでもまったく顔色が変わらない人もいます。また、次の日までお酒が残りやすい人もいれば、すぐに酔いがさめる人もいます。

飲酒には、なぜこんなにも個人差が出るのでしょうか。そこには遺伝子が深く関わっています。そして、この遺伝子タイプによって、同じようにお酒を飲んでいても、病気になるリスクがまったく違うことが明らかになってきました。

自分の遺伝子タイプをどう見極めればいいのか、お酒に強い体質になることはできるのかなど、ぜひ知ってもらいたいお酒との付き合い方についてご紹介します。

お酒の主成分であるアルコールは、たくさん飲むと脳細胞などの働きを低下させ、いわゆる「悪酔い」をも招く危険のある物質です。

体に入ったアルコールは酵素によって分解されていきますが、最初に働くのが、「アルコール分解遺伝子」（この分解遺伝子については、204ページからの「実践編2」で詳しく説明します）が生み出した酵素。この酵素が、アルコールをアセトアルデヒドに分解します。このアセトアルデヒドは、前にも書きましたが、細胞を傷つけ、がんなど病気の原因となります。さらに血管を拡張させて顔を赤くしたり、頭痛や吐き気の原因となったりするのもこのアセトアルデヒドのしわざです。

そこで、「アセトアルデヒド分解遺伝子」が酵素を作り出し、アセトアルデヒドを「酢酸」という体にとって無害な物質に変化させます。じつは私たちがお酒に強いか弱いかに深く関わっているのは、この「アセトアルデヒド分解遺伝子」なのです。

この分解遺伝子の強さには、大きく3段階あります。アセトアルデヒドをどんどん分解できる「強い」タイプ。少量のお酒で顔が赤くなってしまうが飲めなくはない「やや弱い」中間タイプ。そして、アセトアルデヒドが分解できず少量のお酒も飲めない「下戸」タイプです。

お酒を飲むと〝顔が赤くなる人〟は要注意！

ある調査では、**日本人は酒に「強い」タイプが58％、「やや弱い」タイプが35％、「下戸」タイプが7％でした。**ちなみに、欧米やアフリカの人たちはほぼ100％が「強い」タイプです。お酒に弱い遺伝子は、アジアの一部の地域の人たちだけの特徴という話は前述したとおりです。

ちょっとのお酒で顔が赤くなる「やや弱い」タイプと「下戸」タイプの人は、「強い」タイプに比べて、明らかに飲酒による健康リスクが高いことがわかってきました。アセトアルデヒドの分解能力が弱いということは、毒性の高い物質に長くさらされるということになり、食道がんや頭頸部《とうけいぶ》がんのリスクが高くなるのです。また、血液を作る骨髄にもアセトアルデヒドはダメージを与え、白血球も減少させることがわかっています。

日本人の食道がん患者は、なんとおよそ70％が「やや弱い」遺伝子タイプです。同量のお

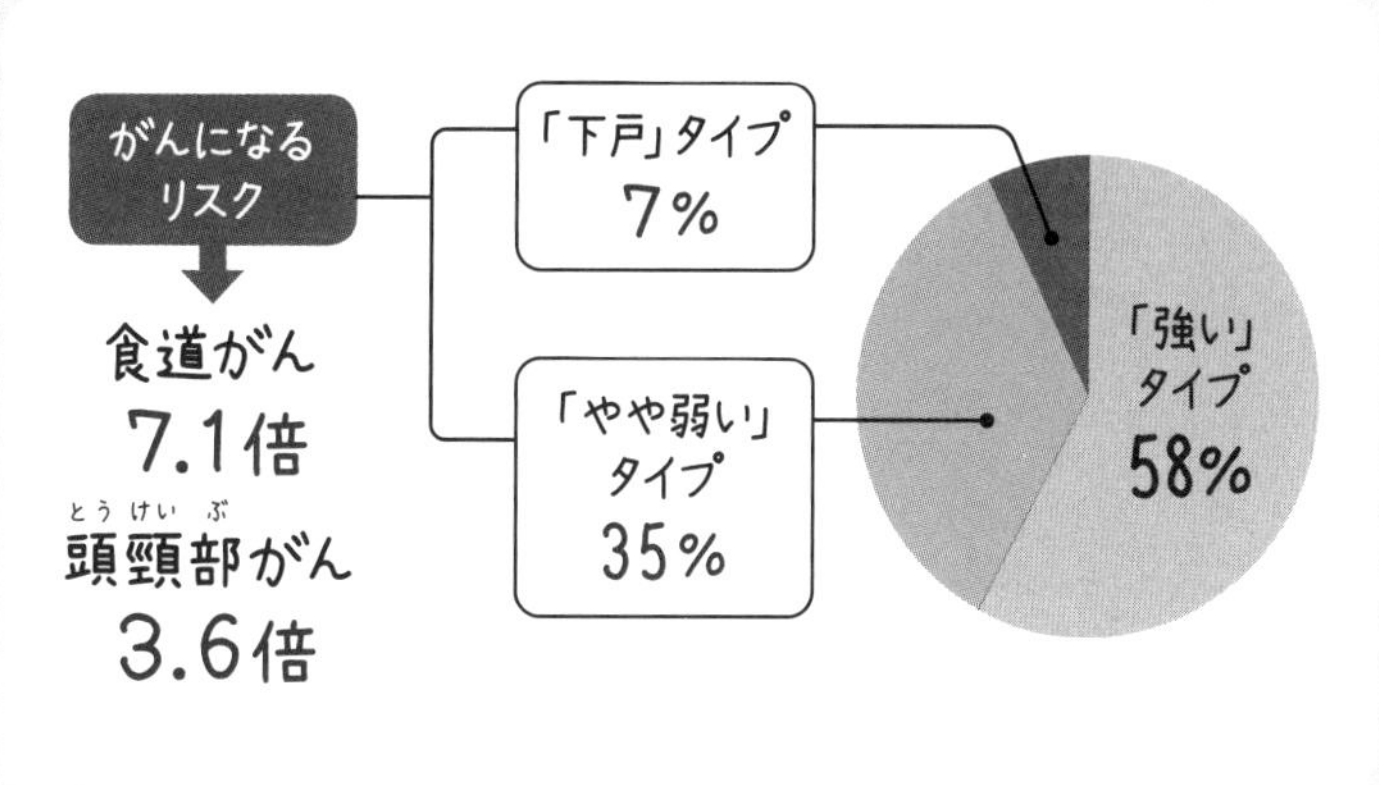

酒を飲んでいた場合、「強い」タイプに比べて、「やや弱い」と「下戸」タイプの人は、がんになるリスクが食道がんだと7.1倍、頭頸部がんだと3.6倍になります。

さらに、アセトアルデヒドに長くさらされたことががんの原因だった場合、他の部位も同じようにアセトアルデヒドにさらされている可能性があります。つまり1か所でがんが見つかったと思ったら、他の部位でもがんが見つかる可能性が高いのです。実際に多発重複型の食道がん患者を調べてみると、92%がお酒に弱いタイプの遺伝子を持っていました。お酒を飲むと顔が赤くなる人の飲酒は、それだけ多くのリスクを抱えているのです。

また、アルコールによる害が出るリスクは、女性より、男性のほうが3倍高いというデータもあります。これは、男性のほうが飲酒する機会が多いためとみられています。しかし、同じ量のお酒を飲み続けたときは、一般的に体が小さい女性のほうがリスクが高くなります。

このリスクを少しでも減らす方法は、休肝日を設けること。国立がん研究センターが発表したデータによると、同じ量のお酒を飲む場合でも、週に1～2日の休肝日を設けている人のほうが、脳卒中のリスクが低いのです。できれば、お酒によるリスクが一気に減るといわれている、週3日以上の休肝日を作るのが理想的です。

「酒を飲み続けたら強くなった」という人こそ気をつけて！

「昔はお酒に弱かったけど、今は飲めるようになった」という人もいるかもしれません。実際に日常的にお酒を飲み続けていると、次第に体がアセトアルデヒドに慣れて、2～3年で顔が赤くなる反応も出にくくなります。

しかし、残念ながらアセトアルデヒドを分解する遺伝子が途中から強くなるということはありません。近年は別の酵素の働きで、飲み続ければお酒に強くなるという可能性も示唆されていますが、科学的にはまだよくわかっていないのです。

気をつけてほしいのは、昔は顔が赤くなることがあったけれど、飲み続けることで顔が赤くなりにくくなり、自分はお酒に強くなったと思って飲酒の量が増えている人です。

実際の調査で、人は顔が赤くならなくなったら、飲酒量が増える傾向があることもわかっています。顔が赤くなる人は週平均でビール５００㎖缶２本相当しか飲みませんが、昔は赤くなったけど今は赤くならなくなったという人は、週平均で５００㎖缶８本相当と４倍も飲むようになったという調査もあります。

飲酒を始めたころは、コップ１杯程度のビールでもすぐ顔が赤くなっていたという記憶がある人は、現在、顔が赤くならなくなっていても、依然としてお酒に弱い遺伝子を持っている可能性が高いです。自分がもともとどんな体質だったかを思い出しつつ、自分の体質に合ったお酒との付き合い方をおすすめします。

実践編2

遺伝子タイプ別・お酒の飲み方のコツ

日本人が夜遅くまで飲めるワケ、欧米人が昼間から飲むワケ

お酒を飲むと顔が赤くなるか、赤くならないかで、病気のリスクが違うことをお伝えしましたが、じつはお酒に関する体質の違いはもうひとつあります。それは「酒臭さが残りやすいか、残りにくいか」です。酒臭さが少し残るくらいどうってことないと思うかもしれませんが、じつはそれが、アルコール依存症のなりやすさと関係があることがわかってきました。

アルコール依存症になると健康への悪影響があることはもちろん、家庭崩壊や失業など、人生を台無しにしてしまう恐れもあります。その「アルコール依存症に陥りやすい」遺伝子タイプがあったのです。

酒に強いか弱いか、病気になりやすいかどうかを決めるのは、アセトアルデヒド分解酵素を作り出す遺伝子の違いで、強さには3段階あるという話はすでにしました。じつはその前段階である、アルコールをアセトアルデヒドに分解する「アルコール分解遺伝子」にも、3段階の強さがあります。

アルコール分解が弱い人は、酔いがさめにくく、次の日まで酒臭いタイプ。逆にアルコール分解が強い人は、酔いがさめやすく次の日にあまり影響しません。欧米人は、アセトアルデヒド分解が「強い」タイプがほぼ100%で、顔が赤くなることも少なく健康リスクも低いのですが、アルコール分解遺伝子は「弱い」タイプが90%を占めることがわかっています。つまり、アルコールがゆっくり分解するため酔いがさめにくく、翌日までお酒が残りやすいとされています。

逆に日本人によく見られるのが、アルコールの分解力だけ「強い」タイプ。アルコールはどんどん分解してアセトアルデヒドになるのに、そのアセトアルデヒドは分解できないという体質です。飲むと顔がすぐに赤くなり、健康リスクが高いですが、その代わり酔いがさめやすく、次の日まで酔いの影響が残りにくいのです。

		アセトアルデヒドの分解		
		弱	中	強
アルコールの分解	弱	E型	C型	A型
	中or強	E型	D型	B型

これは、海外と日本のお酒の飲み方の違いにも影響していると考えられます。日本人などのアジア人は比較的夜遅くに、みんなで集まって飲む傾向があります（とくに新型コロナウイルス流行前）。なかには、終電近くまで飲んで千鳥足で帰る人を見かけることも。それなのに、翌日職場で酒臭い人はあまりいません。これは、アルコール分解が早いためです。

一方、欧米人は翌日まで酒臭い人が多い傾向があります。だから、文化的に昼間にパーティーをやり、夜は早めに終わることが多いのです。これは、日本人のように夜遅くまで飲むと、次の日までお酒が残ってしまうためです。

お酒に対する体質は、遺伝的にタイプが分かれる

このように、お酒に対する体質は「アルコール分解遺伝子」と、「アセトアルデヒド分解遺伝子」の2つの組み合わせによって決まるのです。

いったいどんな体質の違いがあるのでしょうか。分類すると、大きく5つの型に分かれます。

【A型】**アルコール分解酵素は弱く、アセトアルデヒド分解酵素は強いタイプ。**
酒を飲んでも不快な反応が出にくく、翌日まで酒が抜けず酒臭い。アルコール依存症に非常になりやすいタイプ。欧米人に多い。日本人には少なく4％です。

【B型】**アルコール分解酵素は強く、アセトアルデヒドの分解酵素も強いタイプ。**
酒を飲んでも不快な反応が出にくく、アセトアルデヒドの分解も強いため翌日にも残りにくいタイプ。ただし両方の分解がどんどん進むので肝臓に負担をかけやすい。日本人の54％を占めます。

【C型】**アルコール分解酵素は弱く、アセトアルデヒドの分解酵素もやや弱いタイプ。**
アセトアルデヒドがゆっくり造られるので、顔が赤くなる反応がやや弱いため自分は飲めると勘違いしやすい。アセトアルデヒドも高くなりやすく食道がんの危険が非常に高い。日本人の3％です。

【D型】**アルコールの分解酵素は強く、アセトアルデヒドの分解酵素は弱いタイプ。**
アセトアルデヒドがどんどんでき、顔が赤くなったり不快な反応が出やすい。翌日にお酒は残らないが、食道がんの危険が高い。日本人の33％を占めます。

【E型】**アセトアルデヒドの分解ができない「下戸」タイプ。**
アルコールの分解酵素が強かろうが弱かろうが関係なく、まったくお酒が飲めません。日本人の7％を占めます。

顔が赤くなるかどうか、次の日までお酒が残りやすいかなど、自分の体験で、おおよそのタイプは検討がつくとは思いますが、自分の遺伝子を正確に把握して、お酒との付き合い方を考えるためには、遺伝子検査を受けることもおすすめです。

インターネットで**「遺伝子検査」**と入力して検索してみると、たくさんのサイトがヒットします。お酒の強さを調べる際に検査する遺伝子は、アルコール分解遺伝子（ＡＤＨ１Ｂ）とアセトアルデヒド分解遺伝子（ＡＬＤＨ２）の2種類なので、この2つが明記されているか確認を。費用はだいたい5000～6000円くらいが一般的なようです。

※A～Eの日本人タイプを合計すると101％になりますが、小数点以下を四捨五入したためです。

「アルコール依存症」になりやすい遺伝子タイプとは？

アルコール依存症とはどのような状態をさすのか、厳密な規定はありませんが、仕事や家族よりも、お酒を優先してしまうような状態のことを「アルコール依存症」と呼びます。

一般に、**アルコール依存症になりやすいのは、アセトアルデヒドの分解能力が高い人で、5つのタイプのうちA型やB型の人が多い**といわれています。日本でも、およそ107万人がアルコール依存症とされ、死亡率も非常に高くなっています。ある病院の調査では、アルコール依存症で病院にかかった人の平均余命はたったの11年なのだとか。

脳が通常の状態とは変わってしまっているため、自分の意志でお酒を飲まないということは大変難しいものです。深刻な事態を招かないためにも、自分のタイプを知って、節度ある飲酒を楽しみましょう。

実践編3
ノンアルコールで「酔いの心地よさ」を味わうというヘルシーな選択

ノンアルコールビールの健康増進作用

お酒で感じる心地よさや開放感。それは魅力的だけれど、飲酒による病気のリスクも気になるという方は多いでしょう。

ビール大国・ドイツでは今、ノンアルコールビールがブームとなっています。最新研究からは、ノンアルコールなのに「酔える」可能性も見えてきました。お酒で、「健康」と「酔いの楽しさ」を両立させる取り組みの最前線を取材しました。

ドイツにあるミュンヘン工科大学のヨハネス・シェル教授は、こんな研究を行いました。マラソン選手たちに競技前の3週間と競技後の2週間に、毎日およそ1.5ℓのノンアルコールビールを飲用してもらいました。

すると実験後、選手たちの炎症を示すマーカーの血中濃度が低いことが判明。ビールに含まれている「炎症抑制物質・ポリフェノール」の働きが、選手たちの体の回復を早め、さらに呼吸器の感染症にかかるリスクを低下させたと見られます。つまり、ノンアルコールビールに含まれるポリフェノールが、過酷な運動をする選手たちの免疫力の低下を防ぐ役割を果たしたというのです。

研究者たちは、こうしたノンアルコールビールの健康増進作用は、体に害があるアルコールを抜いたノンアルコールビールだからこそもたらされたと考えています。

今やドイツにおいてノンアルコールビールは、健康志向の「新たな酒」としてトレンドとなっています。現在、1500ある醸造所のうち400以上でノンアルコールビールが造られ、売り上げも伸ばしています。さらに、各

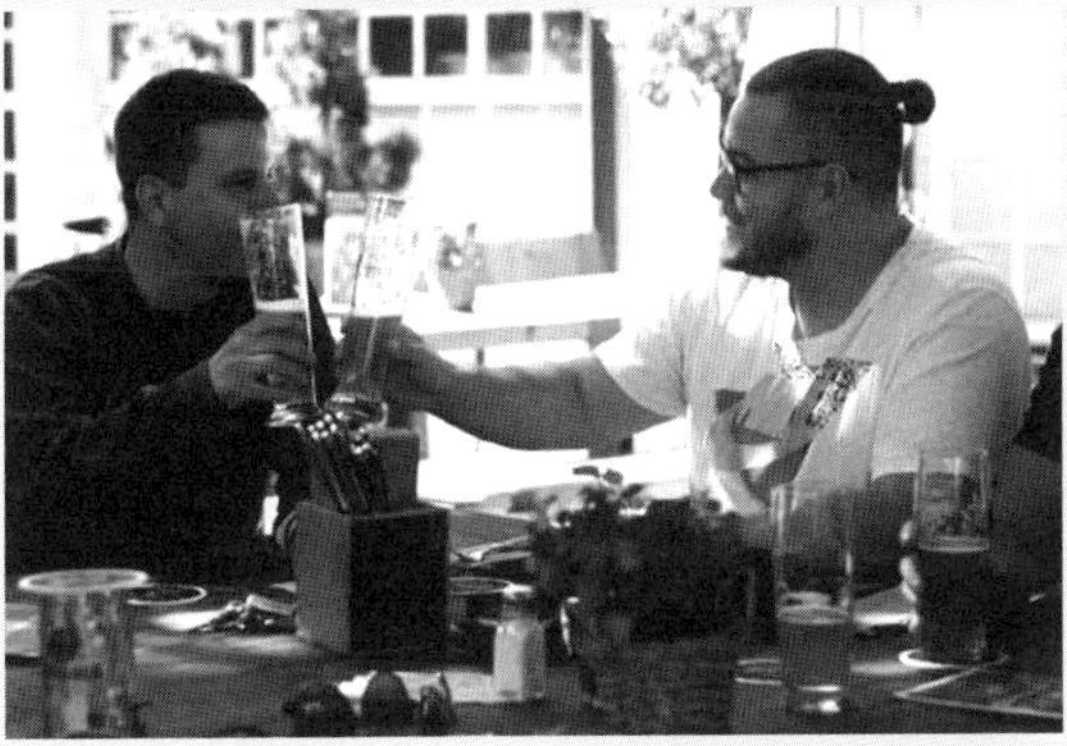

ドイツでは近年、ノンアルコールビールが人気に

地で製造技術の開発も進められています。通常のビールからアルコールだけを蒸発させる特殊な装置を開発し、ビール本来の風味や味わいを損なわずに本物と遜色ないノンアルコールビールを造り出しているのです。

日本にももちろんノンアルコールビールはありますが、ドイツとは造り方が異なります。「酒税法」の関係で、ドイツのように一度ビールにしてしまうと値段が跳ね上がってしまうためです。そこで日本では、発酵させる前の麦汁に味つけするという方法でノンアルコールビールを造っています。

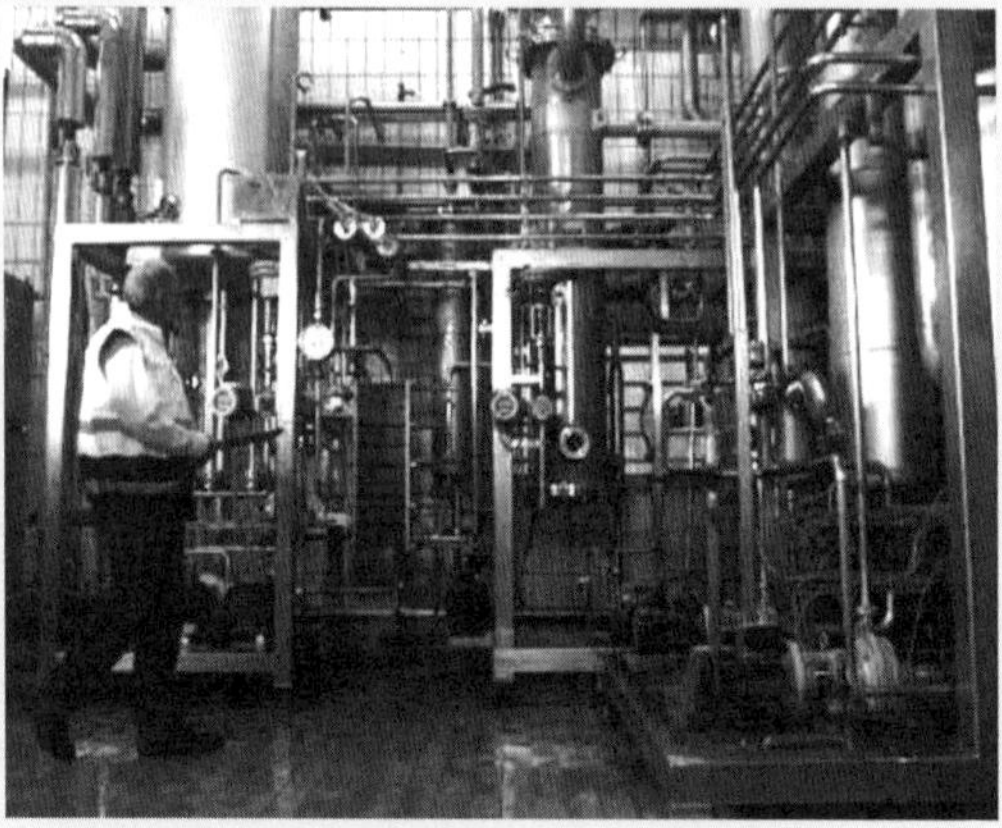

アルコールだけを蒸発させる特殊な装置

ノンアルコールでも、酔いの心地よさを感じる!?

日本でも近年、ノンアルコールのビールやカクテル、ワインなどが販売数を伸ばし、飲み会でもノンアルコール酒を選ぶ人が増えています。ノンアルコールカクテルを飲む女性に話を聞くと、なんと「ノンアルなのに酔った気がする！」という声も。じつは最近の研究で、ノンアルコール酒でも、実際に「酔いの心地よさ」を味わえることがわかってきました。

京都大学と酒造メーカーが共同で行った実験では、22名の男女にノンアルコールワインを150㎖飲んでもらい、その後に感じた感覚や気分をアンケートで答えてもらいました。さらに、リラックスの度合いを示す自律神経の働きも装置で計測しました。

その結果を、アルコールを含むワインを飲んだときと比べると、興味深いことがわかりました。被験者が感じた「高揚感」「楽しさ」の強さは、ノンアルコールワインを飲んだあとでも、普通のワインと同様に、数値が上昇しました。

さらに自律神経の働きを見ると、普通のワインよりも、ノンアルコールワインを飲んだときのほうがリラックスしている可能性が示唆されたのです。ノンアルコールのビールやカクテルで行っても、同じ結果が出ました。つまり、ノンアルコール酒でも、ほろ酔いと同じような気分の変化が起きていたのです。

少量でも酔える「アルコール度数の高い酒」を造る技術を生み出した人類が、今では逆に

「酒からアルコールを抜く」技術を開発しているという面白さ。それは、酒が時代を超えて「人と人を結び、社会を築く力」であり続けているからこそ。**人類はアルコールの有害性を知ってもなお、知恵を尽くして「酒がもたらしてくれる恩恵」を守り続けようとしているのかもしれません。**

生物学を専門とする東京大学の太田博樹教授は、このように言います。

「お酒に強いからいいとか、お酒に弱いからいいというものではなく、どちらも進化の産物で、両方とも意味があると考えるのが重要です。それを受けとめたうえで、楽しい飲み方をするのが大切なんじゃないかと思います」

人類と酒の切っても切れない関係は、まさに人類進化の宿命。アルコールありでもなしでも、今夜飲む一杯は、そんな人類と酒との壮大な歴史に思いをはせながら、適度に楽しみたいものです。

（近藤慶一）

第5章

人はなぜ、「美食」を求め続けるのか？

～人類を「究極進化」させたおいしさを感じる特殊能力の不思議～

食にとって大事なのは、やっぱり「おいしさ」！　おいしいものは食べすぎてしまう一方で、体によくても、おいしくないばかりに食べられないことも。その結果、偏食や過食に陥り、食で命を縮めるはめになることも少なくありません。その解決策を知るために、人間がおいしさを感じる仕組みの不思議を探ると、進化の過程で起きた驚きのドラマが見えてきました。なんと、私たちが「おいしさのとりこ」になったきっかけは〝恐竜の絶滅〟にあったというのです。暴走する人類の食を救うカギを、意外なところから発見しました。

「苦味」すら、おいしさと感じる！「美食」を生んだ人類の特殊能力

ワイン鑑定の達人が持っていた「苦味を敏感に感じる遺伝子」

あらゆる生き物にとって、「食」とは生きていくためのもの。しかし、私たち人間だけは、健康を害してまで「おいしいもの」を欲します。その姿は、まるで「美食モンスター」。カロリーをとりすぎるとわかっていても、脂たっぷりでコクを高めたり、見た目をおいしそうに演出して過剰なほど食欲をかき立てたり……健康よりも、おいしさを求めずにいられません。しかし、なぜ人間だけがそのような〝奇妙な進化〟を遂げてしまったのでしょうか？

人類の歴史をさかのぼると、祖先が生き延びるために獲得した「おいしさを感じる特殊能力」が今の私たちに受け継がれ、人間特有の「美食感覚」を生み出していることがわかってきました。

私たち取材班は、その「美食感覚」の秘密を解くカギを握る人たちに会いに行きました。

人類特有の貪欲な「美食感覚」のカギを握る第一の要素は、ある「特別な味」に秘められています。その特別な味とは、おいしさとは正反対に思える「苦味」です。苦味と美食に、いったいどのような関係があるのでしょうか。

それを教えてくれるのが、アメリカ西海岸の大都市シアトルにある高級レストランで、ワインソムリエを務めるエイプリル・ポーグさん。エイプリルさんは生まれつき「味のわずかな違い」にとても敏感な舌を持っており、その優れたワイン鑑定能力は、ソムリエ業界で表彰されるほどの折り紙つき。ひと口飲むだけで、ワインの原料になるブドウがどんな環境で育ったのかまですぐにわかるのだといいます。味に鋭敏な「美食の舌」を活かして、さまざまなおいしい料理と最も相性のいいワインを選び抜いています。

エイプリルさんのだ液を採取してそこに含まれる「遺伝子」を調べると、なんとエイプリルさんは「苦味を敏感に感じる遺伝子」を持っていることがわかりました。じつはこの**「苦味遺伝子」**が、人類の進化と深い関係があるというのです。

「苦味遺伝子」とは、本来どのような役割を持つものなのでしょうか。人類と共通の祖先を持つチンパンジーにも、苦味遺伝子を持つものと持たないものがいることがわかっています。私たちは京都大学霊長類研究所に出向き、今井啓雄教授が行う実験で、その違いを比較してみました。

苦味遺伝子を持つチンパンジーと、持たないチンパンジー。2頭に、わざと「苦い味」をつけたリンゴを与えたところ、苦味遺伝子を持たないチンパンジーは、苦味を感じにくいために平気で食べます。一方、苦味遺伝子を持つチンパンジーは、苦いリンゴを口にした途端、顔をしかめて吐き出してしまいました。

苦いリンゴに塗りつけていたのは、植物が持っているような「苦味物質」です。多くの植物は動物に食べられないように、葉などに毒性のある苦味物質を蓄えています。それを多く食べると危険なため、敏感に「毒の苦味」を察知して排除する仕組みが祖先の体に備わったと考えられるのです。

苦味のある物質が口に入ると、そ

私たちの舌にも苦味物質を感じるセンサーがあります。

の情報が脳に伝わり、脳の「味覚野」という場所で「毒の苦味」と認識されます。すると反射的に「食べるな」と指示を出して毒を排除するのです。

人間は、26種類の苦味を感じる遺伝子を持っています。そのうちのひとつTAS2R38という遺伝子はアブラナ科の野菜の苦味に反応しますが、これが2つある人は苦味に非常に敏感。1つ持っているだけでも十分敏感だとされます。

苦味遺伝子を持つ人は、より敏感に毒を感知して、瞬時に避けられる能力を持ちます。つまり、「苦味遺伝子」を持つワインソムリエのエイプリルさんは、「毒の苦味に非常に敏感な舌」の持ち主だったのです。

でもそのことが、彼女の持つ「美食の舌」と、どう関係しているのでしょうか。「苦味」と「美食」が結びついた意外な理由もまた、「人類の進化」に秘められていると考えられています。

進化の過程で人類は「苦味のハードル」を越えた

およそ700万年前の人類誕生以来、私たちの祖先はアフリカ大陸で暮らしてきました。

ところがおよそ6万年前、地球規模の気候変動で寒冷化が起き、食べ物が乏しい時代が訪れます。そこで人類の祖先は意を決し、食べ物を求めて新天地へと旅立ちました。

しかし行く先には食べ慣れたものが見当たらず、食べたことのないものをいろいろ試しに食べてみなければ生きていけないはめに。そんななかで、祖先は意外な発見をしました。「苦味はあるけれど毒ではなく、むしろ体が元気になる」という食べ物の存在です。そう、今まで排除していた苦味のあるもののなかには、栄養がある食材も少なくなかったのです。

苦味に臆せず栄養のあるものをおいしく食べられた祖先は、生存のチャンスを高めていきました。そうした経験の積み重ねが、苦味を「積極的に食べたくなる味」として記憶していくことにつながったのだと考えられるのです。

このとき、祖先の脳では、ある「特殊能力」が進化したと考えられます。注目すべきは、人類の高度な脳のなかでもとくに発達した、眼窩前頭皮質《がんかぜんとうひしつ》と呼ばれる「情報司令部」の役割を果たす場所です。舌で苦味を感じると脳は反射的に「毒」だと認識しますが、それをいったん「情報司令部」が受け取ります。そして過去の記憶を参照し、「これは体によい苦味」だとわかると、「おいしい、もっと食べろ」と食欲を促す能力を発達させたと考えられるのです。

「苦味」を「おいしさ」と結びつけて記憶する能力。それこそが、人類が手にした美食につながる特殊能力でした。これはほかの動物にはない能力だと、京都大学霊長類研究所の今井教授は語ります。

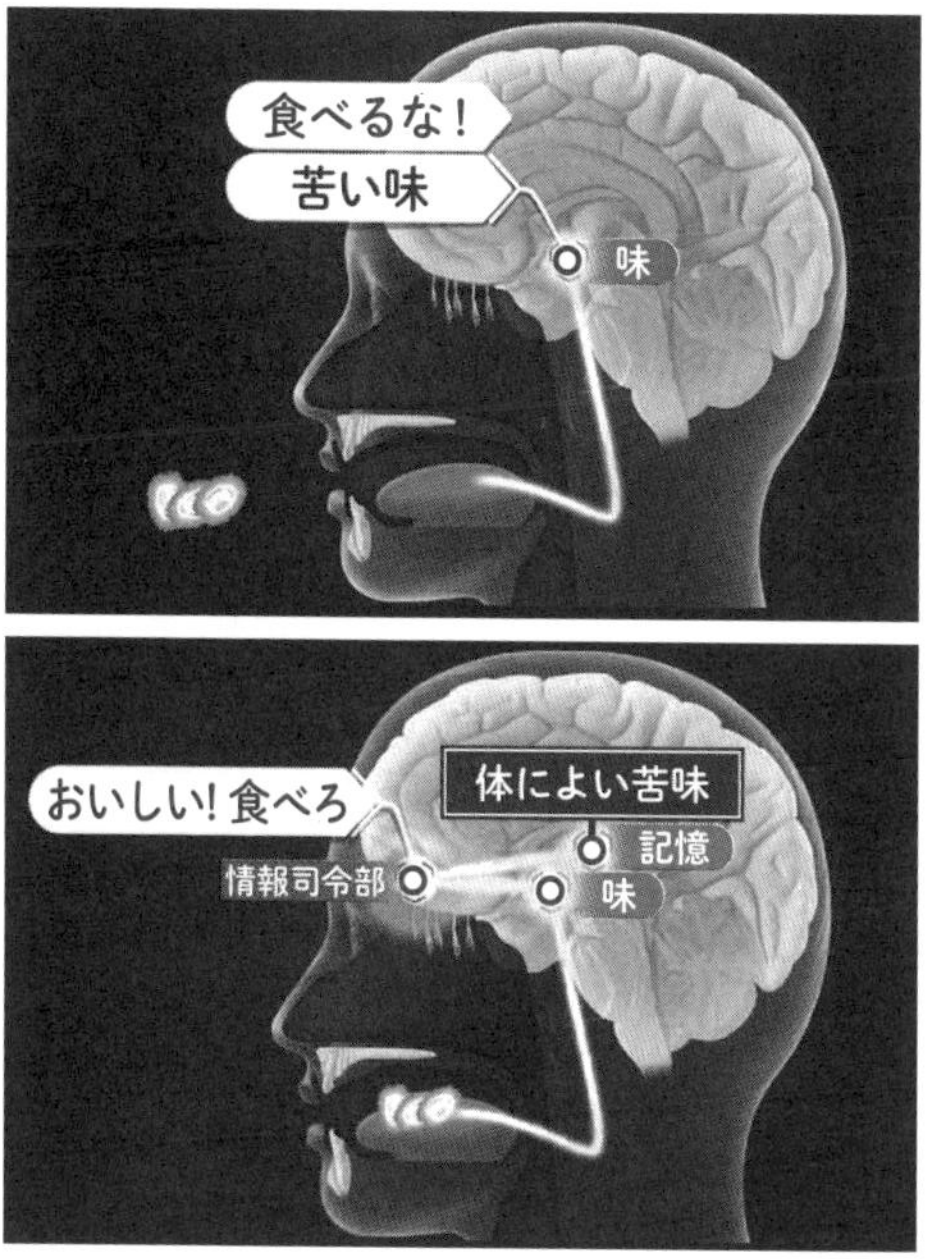

脳の前頭葉にある「眼窩前頭皮質」と呼ばれる場所が、苦味の情報と過去に食べた味の記憶とを結びつけた

「人類はさまざまな地域に進出していった過程で、『苦味のハードル』を越えて、さまざまなものを食べることが重要であったと思われます。苦味を『おいしい』と感じることで、ほかの動物にはない感覚を手に入れて、さらに食を広げていったと考えられます」

「おいしい」と感じるのは、舌ではなく「鼻」だった⁉

恐竜の絶滅が、人類を「美食モンスター」に進化させた⁉

苦味すらも〝美食の妙薬〟に変える特殊能力を手に入れた人類。しかし、人類がおいしさを際限なく求める「美食モンスター」へと一気に変貌を遂げた理由は、ほかにもあることがわかってきました。

ニューヨークのカフェで働くリア・ホーゼルさんはおいしいものが大好き。お店の新しい食事メニューの開発も任されるほど確かな味覚を持ち合わせていました。ところが3年前、彼女に深刻な事態が。

「〝おいしさ〟をまったく感じなくなってしまったんです。何を食べても、まるで段ボールを食べているような感覚です。おいしさを失って、生きている実感もわかなくなりました」

病院で診察を受けたところ、告げられた病名は「無嗅覚症」。風邪による鼻の内部の炎症が悪化して、匂いをまったく感じられなくなっていたのです。

風邪などで鼻が詰まると、たしかに食べ物を味気なく感じます。でも、味覚とは直接関係ない嗅覚が働かないだけで、なぜ私たちはおいしさを感じられなくなるのでしょうか。

その意外な理由を解き明かしたのが、ハーバード大学の世界的な進化学者、ダニエル・リーバーマン博士。嗅覚とおいしさを結びつけるカギは、祖先の「顔の形」の進化にあるといいます。

「人類の祖先はもともと、鼻面の長い顔立ちでした。それがやがて、鼻面の短い顔に進化しました。それがきっかけで、祖先は嗅覚でおいしさを強く感じるようになったのです」

いったいどういうことなのか。その謎を解くために、話ははるか恐竜時代にまでさかのぼります。

当時私たちの祖先は、鼻面が長い、ネズミのような姿の小動物。恐ろしい天敵から逃れて闇夜の中で鋭い嗅覚を頼りに生きる、「夜行性」の生き物だったと考えられています。鼻面が長いと、鼻から入った匂いはまっすぐ鼻の奥にある「嗅覚の細胞」に届くため、嗅覚が鋭敏になるという利点があるのです。

「嗅覚の細胞」を電子顕微鏡で拡大して見ると、突起がついた丸いものがあります。それはすべて、「匂いを感じるセンサー」。人間の場合、嗅覚センサーの数はおよそ1000万個もあり、およそ1兆種類もの匂いを感じる能力があるといいます。

嗅覚センサーで捉えられた匂いの情報は、舌で感じる味覚と同様、脳の「情報司令部」に伝えられます。そして、過去に嗅いだ匂いの記憶と照合しながら、「危険な匂いではないか」などの判断がなされます。恐竜時代、「夜行性」の祖先は、長い鼻面で非常に鋭敏な嗅覚をフルに働かせていました。

しかし、およそ6600万年前に地球に巨大な隕石が衝突し、恐竜が絶滅。それから1000万年以上の時がたつと、生き残った私たちの祖先は、生き方を一変させていました。天敵が滅びたことによって昼間の世界へと進出し、「嗅覚」よりも「目」を武器に生きるように進化していたのです。

注目すべきは、このとき、「祖先の顔の骨格」に起きた大変化です。夜行性だったころは匂いを感じやすいように鼻面が長く、口と鼻の間は板状の骨で隔てられていました。しかし、目を使って活動するようになると、長い鼻面は不要となり退化。口と鼻を隔てる板状の骨もなくなり、口からのど、鼻にかけて「ひとつながり」になったのです。

この「ひとつながりの構造」こそが、のちに人類を「美食モンスター」に変える重要なカギとなります。

人類は進化の偶然で、風味こそおいしさだと感じるように

顔の骨格が変化し、口からのど、鼻の内部にかけて「ひとつながりの構造」になった人類の祖先。それが「嗅覚」と「美食」を強力に結びつけたことを実験で明らかにしたのが、イェール大学のゴードン・シェファード博士です。ひとつながりになった人間ののどから鼻にかけての構造を模型で再現し、食べている最中に食べ物の香り成分がどのように移動するかを調べました。

その結果、おもしろいことがわかってきました。口の中で食べ物をかむと、食べ物からさまざまな香り成分が大量に立ちのぼり、それがいったんのどの入り口付近にたまります。そ

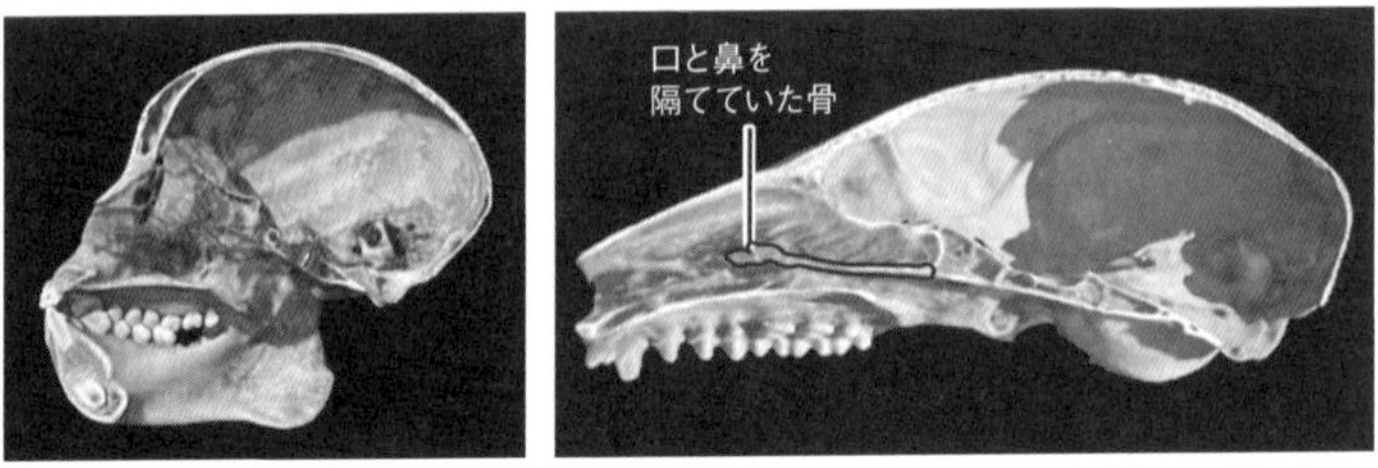

（右）鼻面が長いころは、口と鼻は骨で隔てられていた。（左）鼻面が短くなったことで、口と鼻の距離が近くなり、匂いと味が混ざり合うことに

して、鼻から息を吐く瞬間、空気の流れにのった大量の香り成分が、のどから鼻の内部へと一気に流れ込むのです。すると、本来は鼻の穴から吸い込んだ匂いを感知するために発達した嗅覚が、口の中にある食べ物の香り成分を強烈に感じるという、まさに「進化の想定外」ともいえる事態が引き起こされることになりました。

しかも、味を感じる舌の味覚センサーはおよそ１００万個なのに対して、嗅覚センサーはその10倍のおよそ１０００万個。舌で感じる味の情報より桁違いに多い「香り成分の情報」が、脳の「情報司令部」に押し寄せます。その結果、**人類は味よりも、食べているものの香り、つまり「〝風味〟をおいしさと強く結びつけて記憶する」ようになった**と考えられるのです。

シェファード博士は、人間が感じる食のおいしさにとって、味覚よりも嗅覚のほうがはるかに重要だと語ります。

「脳は、大部分を嗅覚からの情報に頼って、おいしさを感じています。舌などの感覚も大事ですが、補助的なものといっていいくらいです」

こうして、食べている最中に食べ物の風味を感じやすい体の構造を手に入れた人類の祖先。やがて、人類を「美食モンスター」に変貌させる決定的な事件が起こります。

それはおよそ200万年前、祖先が「火で調理をしはじめた」こと。火で加熱された食材からはさまざまな香り成分がさらにふんだんに立ちのぼるようになり、それを食べると、口から鼻の内部にかけて、まさに食べ物の風味の洪水のような状態に。これが鋭敏な嗅覚センサーにどんどん感知されて、激しく脳を刺激するようになったのです。

舌で感じる〝味〟より、嗅覚で感じる〝風味〟こそがおいしさだと感じる特殊な能力を、顔の形の大変化に伴う副産物として手に入れた人類。こうしてついに、舌が感じる栄養成分よりも、〝おいしい風味〟によって過剰な食欲をかき立てられる、「美食モンスター」が誕生したのです。

ダニエル・リーバーマン博士は語ります。

「人間は何も美食を楽しむために進化したわけではありません。進化の偶然で、風味こそがおいしさだと感じる能力を手にしたのです」

「情報」が生み出す究極のおいしさとは

「自分が感じるおいしさ」より、「おいしさの情報」のほうが大事

もはや栄養とは無関係に〝おいしさ〟のとりこになってしまった私たち。そんな宿命を背負いながら、今さら「健康によいものがおいしい」と感じられるような〝食との理想的な関係〟を取り戻すことはできるのでしょうか。

じつは最新研究で、私たち人間には、味覚でも嗅覚でも説明のつかない、〝不思議な力〟が備わっていることがわかってきました。その能力を活かせば、「健康的な食事を、おいしいと感じさせる」こともできるといいます。

そもそも、私たちが日々の食事で感じる「おいしさ」を、あなたは体のどの部分で感じてい

ると思いますか？「味」は舌で、「風味」は嗅覚で感じていますが、おいしいという判断の大部分は「脳の意外な働き」によって大きく左右されていることが、最新研究でわかってきました。

私たちは、脳が感じるおいしさの不思議を実感するため、ある実験を行いました。

20代から40代までの男女30人に集まってもらい、AとB、2つのグループに分けます。そして全員に、同じ食材を使ったポタージュスープとペペロンチーノを食べてもらいました。

すると、食べた料理はまったく同じなのに、感想がまるで違いました。Aグループは「味が薄い」「クスリ的な味がする」と不人気。一方のBグループは「後味がよかった」「優しい味でした」と大好評だったのです。この差はなぜ生まれたのでしょうか。

じつは2つのグループ、食べるときに伝えられた「料理の名前」が違ったのです。

たとえば、スープの名前。Aグループには「低脂肪ごぼう健康スープ」、Bグループには「鳴門鯛のダシたっぷりポタージュ」と伝えていました。ペペロンチーノも、Aグループには「パスタ風ズッキーニと大根の炒め物」と伝えたのに対し、Bグループには「モチシャキ2色麺の創作ペペロンチーノ」と伝えていました。

2つのグループに同じ料理を提供

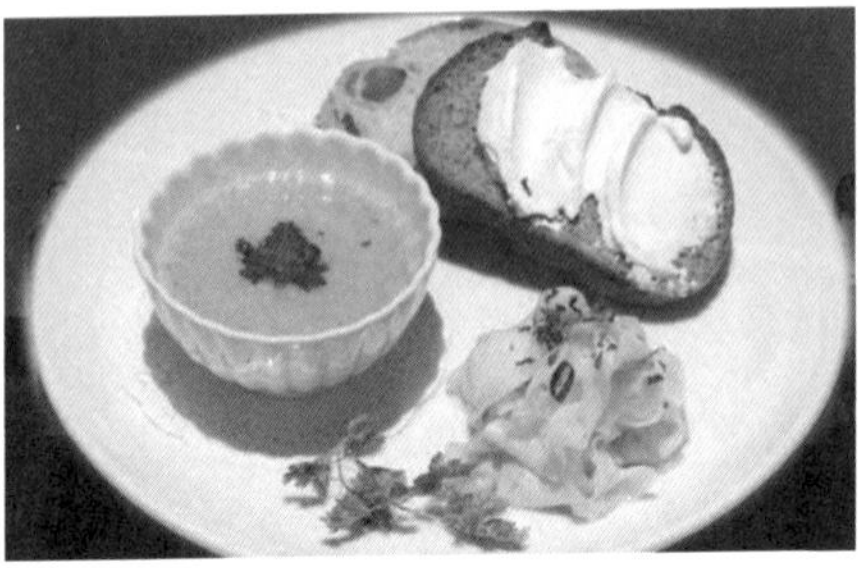

	Aグループに伝えた料理名	Bグループに伝えた料理名
スープ	「低脂肪ごぼう健康スープ」	「鳴門鯛のダシたっぷりポタージュ」
パスタ	「パスタ風ズッキーニと大根の炒め物」	「モチシャキ２色麺の創作ペペロンチーノ」
食事に満足した人の割合	**60%**	**87%**

つまりAグループには「低脂肪」「健康」「大根の炒め物」など味気ない名前を伝え、Bグループには「鳴門鯛のダシ」「モチシャキ」「創作」など、おいしさを際立たせる言葉を含む名前を伝えていたのです。どちらを食べたいかと聞かれたら、Bグループの名前を選ぶ人が多いのではないでしょうか。

驚くことに食事に満足した人の割合は、味気ない名前のAグループが60％だったのに対し、料理の名前を「おいしそう」にしたBグループは87％に増えました。食べたものはまったく同じなのに、名前だけでこんなに差がついてしまったのです。

私たちの脳は、自分の舌や嗅覚より、「人から与えられる情報」でおいしさを感じるという不思議な能力があるのです。

このとき、脳の中では何が起きていたのでしょうか。その謎を最新研究が明らかにしています。用意したのは、同じ苦さの2つの液体。ただし、一方は「強い苦味」、もう一方は「弱い苦味」だと被験者に伝えます。２つの液体を飲んだときの脳の活動を調べると、興味深い結果が得られました。

注目したのは、苦味に対する嫌悪感を生み出す、「扁桃体」と呼ばれる脳の部分の反応。「強い苦味」と伝えられた液体を飲むと、扁桃体は強い嫌悪感を示しました。ところが、まったく同じ苦味の強さなのに「弱い苦味」だと伝えられて飲んだ場合は、嫌悪感が大きく弱まったのです。

このとき、脳全体の活動を見ると、もうひとつ、活発に働いている場所が見つかりました。それは、２２０ページでも登場した「眼窩前頭皮質」。眼窩前頭皮質は、味覚や嗅覚の情報だけでなく、体の五感すべての情報が集まる仕組みになっています。そのため、「苦くない」という情報を事前に伝えられると、眼窩前頭皮質はこれから口にする味を「苦くない」と予測。

その後実際に苦い液体を口にしても、「苦くない」という判断を下すことが確かめられたのです。

苦手な食べ物がある人も、誰かに「これはおいしいよ」と言われて口にしたら、それだけで脳が「おいしい」と感じてくれるかもしれません。

前頭葉の発達で、「おいしさ」の認識に劇的な変化が！

なぜ「自分で感じるおいしさ」よりも、「他者から与えられるおいしさの情報」を優先させるような仕組みが私たちの脳に備わったのでしょうか。じつはこれも、人類だけが進化の過程で発達させた〝特殊な能力〟だと考えられています。


カギを握るのは、およそ6万年前。食べ物を求めて人類の祖先がアフリカを旅立ち、世界各地へと冒険の旅に出た、その苦難の旅路にあります。

最新の研究で人類の脳の形状の進化を詳しく調べると、興味深いことがわかってきました。まだアフリカに留まっていた「初期人類」の脳と比べて、その後、世界中に進出していった祖先は、現代の人類に至るまでの間に、とくに脳の「前頭葉」が大きく発達したことが突き止められたのです。

その大きくなった前頭葉に存在するのが、「仲間への共感」を生み出す脳の中枢「腹内側《ふくないそく》前頭前野」です。集団で協力し合って生き抜く道を選んだ私たち人類の祖先は、他人が感じる喜怒哀楽を、まるで自分の感情のように共感できる能力を高度に発達させてきました。この優れた「共感能力」が、祖先たちの食に劇的な変化をもたらしたと考えられるのです。

それまで祖先の脳の「情報司令部」は、自分が経験したさまざまな「味」や「香り」の記憶を頼りに、「食べる価値があるもの」を見定め、「価値があるもの＝おいしいもの」と認識していました。ところが、「共感の中枢」が発達すると思わぬことが起こりはじめます。仲間が新しい食材を見つけておいしそうに食べているのを見ると、「共感の中枢」が反応。すると脳の「情報司令部」は、「仲間が食べているものは自分も食べる価値がある」と判断し、その食べ物を「おいしいもの」として記憶するようになったと考えられるのです。

誰かとともに食べることを脳が重要とみなし、感じるおいしさすらも変化させる。**私たちのおいしさの感じ方は、単に味や匂いの記憶だけではなく、誰と一緒に食べたのか、どういう気持ちになったかという共感の記憶も重要**になっているのです。

北欧で大注目！
好き嫌いをなくす科学的な実践方法

野菜嫌いや偏食を改善できる注目の食育「サペーレ」

「どんな名前の料理か」「誰と食べるか」など、与えられる情報によって「おいしさ」の判断や生み出すホルモンの量まで変えてしまう、私たちの脳。そんな不思議な能力を持つ人類の脳をうまく利用し、健康的な食生活へと自然に導こうとする試みが行われています。

私たち取材班が向かったのは、北欧の国、フィンランド。そこには、「理想の食」に近づくヒントがあふれていました。

フィンランドの中南部に位置する街、ユヴァスキュラ。首都ヘルシンキから270㎞ほど北にある、森と湖に囲まれた自然豊かな景観が魅力の街です。ユヴァスキュラで栄養士を務めるイーヴァ・ニカネンさんに案内してもらったのは、地元の幼稚園。ここでは、ユニークな授業が連日行われています。

さっそく、教室の隅から見学させてもらうと、子どもたちが何やら目隠しを始めました。

「これから、〝探偵ゲーム〟を始めますよ」と、担任のアイラ先生が呼びかけます。すると、先生は半分に切ったグレープフルーツを取り出し、子どもたちの鼻先へと近づけます。

「なんの香りがする？」

香りだけで、なんの果物かを当てるゲーム。まさに、探偵となって推理することを求められます。目隠しをとれば一目瞭然ですが、嗅覚だけだと意外とすぐにはわかりません。悩み続ける子どもたち。

「うーん、ぶどう？」「わかんない！」「カシス！」「もしかして、グレープフルーツ？」

目隠しを取ると、推理が当たった子どもは大はしゃぎ。ほかにも推理ゲーム中には、袋の中に手を入れ、入っている野菜が何かを手触りだけで予想したり、虫めがねを使って果物の粒がどうなっているかを観察したりと、子どもたちの五感や好奇心を刺激する要素がてんこ盛り。

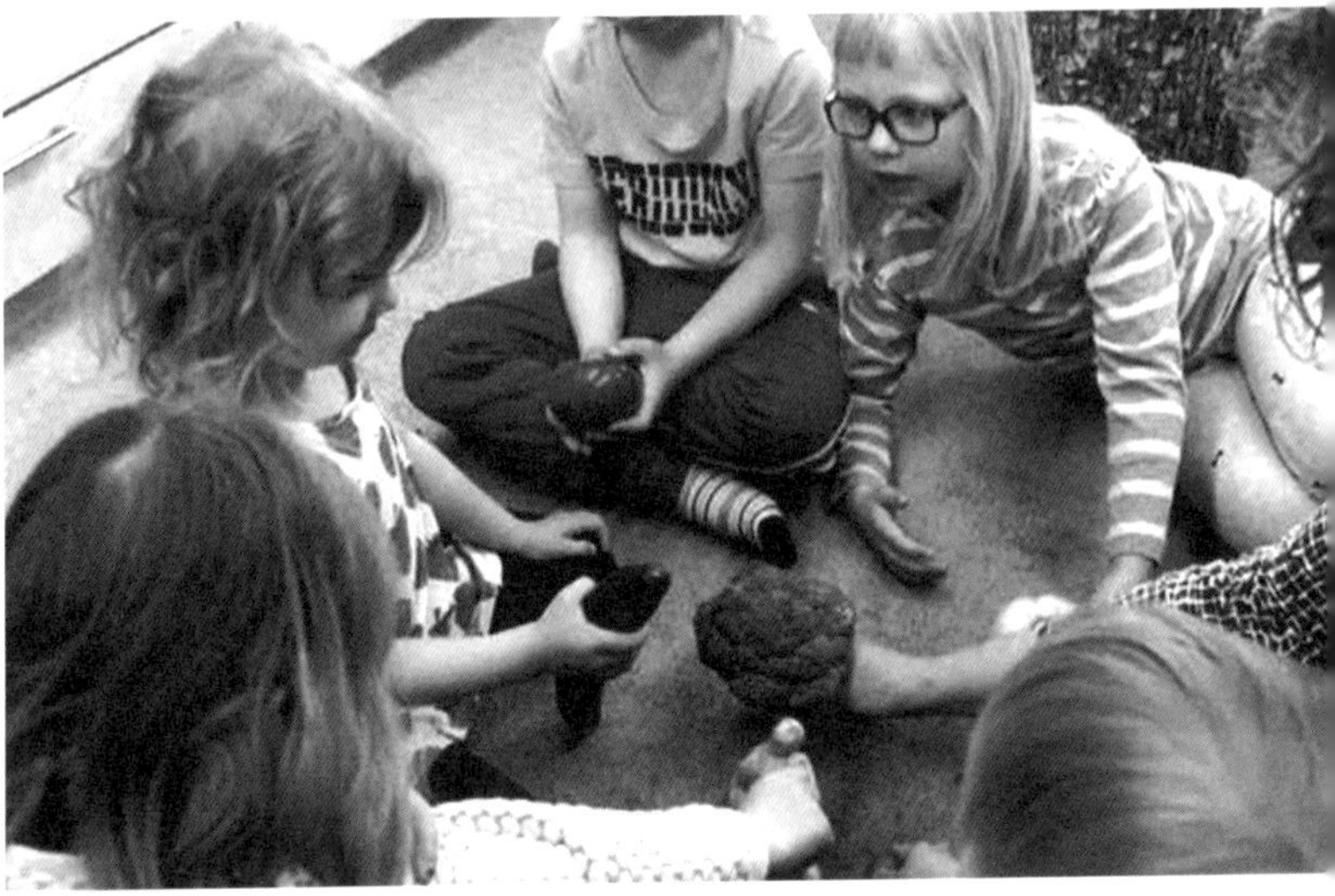

実際に触れ合って、野菜が好きになっていく子どもたち

こうした、体の五感を使って食べ物と触れ合う授業は**「サペーレ」**と呼ばれ、今、子どもたちの食生活を劇的に改善する取り組みとして、大きな注目を集めています。

翌日、また別の教室の様子をこっそり覗いてみると、子どもたちがたくさんの野菜を囲んで床に座っていました。

ブロッコリーにパプリカ、キュウリ、トマト、ショウガ、ラディッシュ。どれも、苦味や酸味があることで子どもたちに苦手意識をもたれやすい野菜ばかり。見るのも嫌というばかりに、しかめっ面をする子もいます。

でも、「サペーレ」の授業を得意とするサーラ先生はそんな様子を意に介さず、明るく呼びかけます。

「みんな、今日は魔法使いになって、野菜に魔法をかけましょう！」

そう言うと、子どもたちを促し、野菜を人形として遊ばせました。ブロッコリーを回して観覧車ごっこをしたり、パプリカと寝転んだり、キュウリと一緒に飛び跳ねたり。子どもたちは大盛り上がりで、時間を忘れて野菜たちとの〝デート〟を満喫します。

すると、授業の終盤、パプリカをサーラ先生がひと口サイズに切ったところ……、「食べたい！」「パプリカ好き！」「おいしい！」――そんな声が子どもたちからあがったのです。

そして、あっという間にパプリカはすべて子どもたちのお腹の中へ。野菜を手に取り、楽しい時間を過ごしたことで、子どもたちの好奇心がくすぐられ、野菜への抵抗感が劇的に薄れたのです。

「いつもパプリカを嫌がって食べない子が、ほんの1時間の授業であっという間にパプリカに夢中になるんです！　野菜と遊ぶことで、食べ物を尊重する気持ちが子どもたちの中で増すんですね。それで、どんどん野菜を好きになっていくのです」

「食を楽しむ」ことが「理想の食」への第一歩

食べ物と積極的に触れ合うことで、食への関心が高まり、食生活の改善にもつながるサペーレ。心理学の視点からも、理にかなった教育方法であることがわかっています。

まず、食べ物と触れ合うことで「単純接触効果」が起きることが期待されます。単純接触効果とは、「刺激の反復提示によりその評価が向上すること」で、接触や摂取経験が増えるとその食べ物に対する嗜好は上昇する傾向にあります。なので、苦手な野菜に悩んでいる方はその野菜に触れる回数を増やしたり、少量を毎日少しずつ摂取したりすることで、苦手意識を和らげることができるかもしれません。

楽しい雰囲気で食べ物と接することによる、「気分一致効果」も期待されます。気分一致効果とは、「雰囲気の満足感が食べ物のおいしさに影響を与えること」。サペーレの授業のように、心躍る状況で食を享受すると、これまであまりおいしいと感じなかったものがよりおいしくなることが多くあります。

食生活をよい方向に変えるのに、遅すぎることはありません。
フィンランドではサペーレを大人に応用し、非常によい結果を得ているという報告が上がっています。隣国・スウェーデンでは、食欲が衰え、偏った食事で体調を崩しがちな高齢者にサペーレ式教育を行ったところ、スパイスの香りや野菜のうま味を楽しみはじめ、料理する喜びに目覚めるという良好な変化が生まれているといいます。
サペーレの成果は、「人間にとって食で本当に大切なことは何か」を教えてくれているようです。

何かを我慢するのではなく、まずはもっと「食を楽しむ」ことに目を向けることが、私たちにとっての理想の食生活に近づく第一歩になるかもしれません。

「理想の食」とは何か。その問いの答えは、ただ「何を食べるべきか」ではなく、「人間にとって食とは何か」を知る先に見えてくるはずです。

実践編 1

料理のおいしさをアップする「苦味」のちょい足しワザ

「苦味」を加えることで、焼きたてのおいしさが味わえる

苦味をおいしいと感じるという、祖先の特殊な能力を受け継いだ私たち。生きるために苦味を積極的に受け入れ、〝美食の妙薬〟にしてしまいました。

それひとつだと、ただ苦痛なだけの「苦味」ですが、何かにほんの少しプラスすることでおいしさを高める効果があります。

私たちは、NHKの生活科学番組『ガッテン!』で食の裏ワザを数々編み出してきたフードコーディネーターの石川範子さんに、「食べ物がおいしくなる魔法の液体」を作ってもらいました。その液体をほんの少し料理にかけるだけで、味に深みが出たり、香ばしさを感じる

食べ物がおいしくなる魔法の〈特製苦味ソース〉

［材料］
インスタントコーヒーの粉…大さじ２、水…大さじ２

［作り方］
❶ インスタントコーヒーの粉をフライパンに入れ、全体を木べらなどで混ぜながら弱火〜中火で２分ほど加熱する。
❷ コーヒーの香りが焦げっぽい匂いに変わってきたら、水を加えて、加熱しながら粉を溶かす。

ようになるのです。

その秘密は「苦味」にありました。私たちの脳は適度な苦味を「香ばしさ」ととらえるのです。

この**「特製苦味ソース」**は、ハンバーグやチャーハン、焼きおにぎり、焼きそば、ピザ、グラタンなど「焦げの香ばしさ」をおいしく感じられる食べ物なら、何に使ってもOK。みたらし団子やイワシの水煮などにかけても、驚くことに「焼きたてのような香ばしさ」が加わります。

気になる材料ですが、じつはインスタントコーヒーの粉と水だけ。たったの5分で作れてしまいます。

こうしてできた黒い液体が、「特製苦味ソース」です。初めにコーヒーの粉を乾煎りするのは、コーヒーの香りを飛ばして苦味だけを残すため。冷蔵庫で保管すれば、1週間ほど保存できます。作るときは焦がさないように注意。妊娠している人やお子さんがいる人は、カフェインレスのインスタントコーヒーを使うのがおすすめです。

この「特製苦味ソース」は、いつもの冷凍食品もお手軽においしくできます。レンジで温めたものにほんの少しかけるだけで、まるで焼きたてのような味わいに。カレーの隠し味として入れると、深みが出て大人の味に早変わりします。

「苦味」がおいしさに作用するワケ

それにしても、苦味を加えると「焼きたての感じ」と「味に深みが加わる」のは不思議です。その理由は3つ考えられます。

理由❶ 私たちの舌には甘味、塩味、うま味、酸味、苦味の5つの味を感じるセンサーがある。苦味を含んだ食べ物を口にすると、さまざまな味の情報が脳を刺激し、味の深みを感じる。

理由❷ たとえばスイカに塩をかけると甘く感じるように、対比効果、相乗効果という「味同士の作用」が働く。

理由❸ 鰻屋や焼き鳥屋の前を通るとつい引き込まれてしまうように、何かを焼いた香ばしさは食欲を刺激する力が強い。温かいものにこの苦味ソースをかけると、脳が「焦げの苦味」を感じるため、焼きたて感が引き立ち、食欲が増す。

じつは、食べ物の香ばしさを高めるのには、もっと手軽なワザもあります。それは、インスタントコーヒーの粉をそのままかけるという方法。レアチーズケーキにかけると、ちょっと焼いたような感じになります。レアチーズケーキと、焼きたてのベイクドチーズケーキが一度に味わえる感じです。

粉だけをかける場合は、粒が細かいタイプのほうが口の中がジャリジャリしないのでおすすめ。ただし、粉をかけすぎると、味が変わってしまうのでご注意ください。

実践編 2

食欲をコントロールして、食べすぎを防ぐワザ

心を満たすことで、暴飲暴食を防ぐ

ここまで、本書ではさまざまな「理想の食」への実践法を紹介してきましたが、最も大切なことは「必要以上に食べすぎない」ことです。

食べすぎてしまうのは「満足感を得られていないから」かも。自分が本当に満たされると感じるものを食べれば、暴飲暴食に走らず、適度な量で満足できるものです。逆にいうと、心の底では納得できないものを食べていると、脳が満たされずに食べすぎてしまいます。

それでは、体によくて、しかもおいしい「理想の食」とはなんでしょうか。これまでに紹介してきた「糖質は1日約220g、塩は1日5g以下、必須脂肪酸のアブラは〈オメガ3：オ

メガ6＝1：2〉のバランス」。そんな条件を満たしつつ、心も体も満足するおいしいメニュー3品を、服部調理専門学校講師の菊池晋作さんに考えていただきました。それぞれの具体的な作り方は、巻頭のカラーページで紹介しています。

▼糖質バランス最高！　大満足のステーキ丼

安価なステーキ肉でも常温に戻し、焼き時間を短くすることでおいしく焼けます。ステーキソースにポン酢を使用することで低塩・低糖質になり、とろみをつけることでかけすぎを防ぎます。付け合わせのピーマン、にんじん、きのこでボリュームもアップ。

▼アブラの黄金比！　アジの肉みそ

アジ100gに対してごま油8.8g。体によいとされるオメガ3脂肪酸とオメガ6脂肪酸の割合が、1：2になっています。豆腐やご飯にのせたり、麺の具材にするのもおすすめ。

▼きのこ・チーズ・パン　香りの三重奏　ピザトースト

食物繊維が多く、ノンカロリーのきのこ。かみごたえがあるので、その分、満足感が高くなります。発酵食品であるチーズは、腸を整える働きも期待できます。

「皿の大きさ」「皿を片づけるタイミング」で、食欲をコントロール

盛りつけるときは、お皿の大きさにも注意。同じ量でも、小さいお皿に盛りつけるとボリュームたっぷりに見えますが、大きい皿だと量が少なく感じてしまいます。だから、肥満が気になる人は小さい皿に盛りつけるのがポイント。逆に食が細い高齢者や食べムラがある子どもには、大きなお皿に盛りつけると、量が少なく感じられて食べてもらいやすいのです。

食事のあとの片づけは、パパッと終わらせたいですよね。でも、お皿や茶碗をすぐに片づけると、食欲がどんどんアップしてしまいます。ポイントは、食べ終わるまで片づけないこと。食べ終わったあとの食器や、お皿に残った骨や貝殻など「食べた成果」を目で見ることで、同じ食事の量でも脳が満足感を得やすいのです。

人間は空腹や満腹をきちんと感じているように思えますが、意外と感じていないのだそう。

それを片っ端から片づけてしまうと、まだまだ食べていないと勘違いしてしまいます。

これは外食でも使えるテクニック。食欲旺盛な家族が多く、お店に食べに行くと出費がかさんでしまうという人は、食べ終わった皿を積んでおきましょう。すると満足感が得られて、食べる量が少なくてすみます。

アメリカの研究によると、お皿を置いたままにすることで、食べる量が50～75％になるといわれています。反対に片づけてしまうと、1.5～2倍に増えてしまいます。

食べすぎ予防に、「誰かと一緒に食べる」

食べすぎは空腹からではなく、脳が満足感を得られていないために起こります。その「満たされない気持ち」は、孤独から生まれるともいわれています。

逆にいうと、誰かと一緒に食べることで、ストレスを抑えるホルモン「オキシトシン」が分泌され、満足度が高まるのです。

しかし、家族と暮らしている人は一緒に食べることができますが、一人暮らしの場合は難しい場合も多々あります。

そこで注目が集まっているのが、「リモートで一緒に食べる」取り組み。たとえば、遠くに暮らすおじいちゃんやおばあちゃんとテレビ通話をしながら一緒に食べると、食事の満足度がアップしたという研究結果もあります。感染症予防の観点から広まった「リモート飲み会」「リモートオフ会」ですが、離れた家族や友人と過ごすツールとして、これからも広まっていきそうです。

近年はバーチャルリアリティ（ＶＲ）の研究もさかんに行われています。兵庫県南あわじ市では、実家に帰った気分が味わえるＶＲ映像を発表。ＶＲゴーグルを装着して、食卓の映像を見ながら食事をするというものです。

映像を見ながら食べるのは難しいですが、見たあとに感じる「ほのぼのとした気持ち」は食事の満足度にも影響しそうです。

また、アニメのキャラクターと一緒に食べられるＶＲや、食事シーンを配信しているユーチューバーなど、「リモートで誰かと食を共にできる仕組み」は、これからの新しい生活様式としてどんどん進化していくとみられています。

「デザートは別腹」は本当なので要注意！

満腹感、空腹感はお腹ではなく、脳と目で感じています。だから、目の前にお菓子が置いてあると、おいしかった記憶が呼び覚まされ、お腹がいっぱいでもつい食べてしまうのです。お菓子は見えないところに隠しておくと、食べる量を減らすことができます。

目につくところ、すぐに手が届くところは避け、高いところや引き出しに入れた箱の中など、なるべく取りにくい場所へ。目につかないこともそうですが、取りにいくのが面倒だなと思う心理的なハードルがあると、消費が少なくなります。

「お菓子は別腹」というのは本当で、たとえばケーキなどを見ると、胃の空間に隙間があいて、本当に「別腹」ができてきます。あえて見ないようにすることで、食欲をしっかりコントロールすることが大切です。

（捧 詠一）

おわりに

突然ですが、質問です。

「あなたは何のために食べますか?」

健康のため、美容のため、空腹を満たすため? いやいや、おいしいものを食べて幸福感を味わうため、誰かと食事を共にして仲良くなるため?

そもそもあらゆる生き物は、何かを「栄養源として食べる」ことで生きています。食とは本来、「生きるために食べるもの」です。それがなぜ人間は「生きるためどころか、むしろ健康を害してまで食を追い求める」奇妙な生き物に進化したのか。「食を知ることはまさに、人間を知ることである」。そんな思いが、食をテーマに全5回もシリーズを組んで、壮大なスケールで番組にしたいと私たちが考えた根底にあります。

じつをいうと、元からそんな大それたテーマを心に抱いていたわけではありません。きっかけとなったのは、「健康・美容によい食はこれだ! といった情報があふれ、以前とはまるで違うことも言っていたりする。本当に正しい栄養学の最新知見を伝える番組をやるべきだ」という、一人のディレクターの提案でした。
しかしそのアイデアを他のディレクターたちに話したところ、想像以上に受けが悪く、「あれを食えとか、これは食うなとか、上から目線で次々説明されても嬉しくないいんだよねえ」という反応が多かったのです。まさに、「私たちは何も健康や美容のためだけに食べているわけではない」と気づかされた瞬間でした。

健康で美しく長生きしたい。でも、食べたいものを食べたい。そんな欲張りな人類にとって、『本当に〝理想的な食〟』とはなんだろう？　それを知るためには、そもそも人類が今日に至るまで、どのように「食」と向き合ってきたのかという道のり＝「食の起源」をたどらなければならないと考えたのです。

そう心を定めて番組企画を立て直すと、これまで膨大に世に発信されてきた食にまつわる情報番組や書籍などとはひと味もふた味も違う、全く新しい「人間科学番組」の姿が見えてきました。その視点のユニークさと、提示する壮大な食の物語の目新しさには、手前味噌ながらちょっと自信があります。ディレクターたちが、ときに40億年前の生命誕生にまで遡って取材を重ね、最新の科学知見と仮説をもとに1年以上かけてたどりついた物語が、テレビでは語りきれなかった部分も含めて、この本に凝縮されています。

視聴者のみなさまからは、「〝食とは人間が人間になれた理由そのもの〟とは、じつによいテーマ」「身近な食を改めて勉強させられた」「全5回で終わらせるのがもったいない！　ぜひシリーズ化してほしい」など、嬉しい反響を多数いただきました。本書の読者のみなさまにも、そんなふうに感じていただけたらと、心から願っています。

もう一つ、今回「食の起源」プロジェクトで新たに挑んだのが、NHKの生活情報番組「あさイチ」とのコラボレーションです。深い知の探求を楽しんでいただく「NHKスペシャル」と、その取材成果をより具体的にみなさまの日々の食生活にどう結びつけるかを提示する「あさイチ」という、〝二段のお重〟のようなごちそうを目指しました。結果、「あさイチ」での特集も毎回非常に高い視聴率を獲得し、番組成果を多くのみなさまに還元できたと感じています。

読み終えたとき、きっと「あなたにとっての〝理想の食〟」が見えてくるはずです。それは決してみな同じではありません。だからこそ、人類の食は素晴らしいのです！


NHK大型企画開発センター　「食の起源」シリーズ制作統括　井上智広

参考文献および出典

〈1章〉

- Masamitsu Hinata et al. Diabetes Research and Clinical Practice 77(2007) 327-332
- Teresa T. Fung et al. Ann Intern Med. 2010 September 7; 153(5): 289-298.
- Naama Goren-Inbar, Nira Alperson et al. SCIENCE VOL 304 30 APRIL 2004: 725-728
- Karen Hardy et al. The Quarterly Review of Biology, September 2015, Vol. 90, No. 3
- Karen Hardy et al. Agronomy 2018, 8, 4
- Nathaniel J. Dominy et al. Nat Genet. 2007 October; 39(10): 1256-1260.
- Mario Falchi et al. Nat Genet. 2014 May; 46(5): 492-497.
- Paul A. S. Breslin et al. J Nutr. 2012 May; 142(5): 853-858.
- [P73グラフ] Sara B Seidelmann et al. Lancet Public Health 2018; 3: e419-28
- Tsuyoshi Tuduki et al. Nutrition 32(2016)122-128
- Tsuyoshi Tuduki et al. J.Oleo Sci. 66,(5)507-519(2017)

〈2章〉

- [P94グラフ] Association of urinary sodium excretion with blood pressure and risk factors associated withhypertension among Cameroonian pygmies and bantus: a cross-sectional study
- [P103写真] The Chehr Abad "Salt men" and the isotopic ecology of humans in ancient Iran
- [P110グラフ] Structural and functional changes with the aging kidney
- [P122グラフ] Salt reduction in England from 2003 to 2011: its relationship to blood pressure, stroke and ischaemic heart disease mortality

〈3章〉

- Alan Robock(2009) Did the Toba volcanic eruption of ~74 ka B.P. produce widespread glaciation?
- [P149グラフ] Ninomiya(2011) Relationship Between the Ratio of Serum Eicosapentaenoic Acid to Arachidonic Acid and the Risk of Death: the Hisayama Study
- [P151図] Daley(2011) A review of fatty acid profiles and antioxidant content in grass-fed and grain-fed beef
- Clauss, M; Grum, C; Hatt, J M(2007) Fatty acid status of captive wild animals: a review

〈4章〉

- 『歴史を変えた6つの飲物』(トム・スタンデージ、楽工社)
- 『酔っぱらいの歴史』(マーク・フォーサイズ、青土社)
- [P179図] Hominids adapted to metabolize ethanol long before human-directed fermentation
- [P183図] N.D. Volkow et al. NeuroImage 29 p299 (2006)Permission from Elsevier
- [p188写真] Wilkinson, J.G. The manners and customs of the ancient Egyptians JOHN MURRAY
- [p191グラフ] Effects of alcohol consumption, ALDH2 rs671 polymorphism, and Helicobacter pylori infection on the gastric cancer risk in a Korean population
- Association between ALDH2 Glu487Lys polymorphism and the risk of esophageal cancer
- [P193図] Micro-evolution of ADH and ALDH genes
- [p196グラフ] Alcohol use and burden for 195 countries and territories, 1990–2016: a systematic analysis for the Global Burden of Disease Study 2016
- [P201図、P206表] 『お酒を飲んで、がんになる人、ならない人―知らないと、がんの危険が200倍以上』(横山 顕、星和書店)

〈5章〉

- 『おいしさの人類史』(ジョン・マッケイド、河出書房新社)
- 『風味は不思議:多感覚と「おいしい」の科学』(ボブ ホルムズ、原書房)
- 『人類進化の謎を解き明かす』(ロビン・ダンバー、インターシフト)
- 『The Evolution of the Human Head』(Daniel E. Lieberman、Belknap Press: An Imprint of Harvard University Press)
- 『人はこうして「食べる」を学ぶ』(ビー・ウィルソン、原書房)
- 『香りや見た目で脳を勘違いさせる』(坂井信之、かんき出版)
- 『味わいの認知科学―舌の先から脳の向こうまで―』(日下部裕子 ・和田有史、勁草書房)
- 『楽しく学べる味覚生理学』(山本 隆、建帛社)
- 『「おいしさ」の錯覚 最新科学でわかった、美味の真実』(チャールズ・スペンス、KADOKAWA)

NHKスペシャル
「食の起源～Origin of FOOD～」
全5回シリーズ

第1集　「ご飯」健康長寿の敵か？ 味方か？　2019年11月24日(日)初回放送

ディレクター　兼子将敏　安本浩二　寺越陽子(あさイチ)
制作統括　井上智広

〈取材協力〉

Bringham and Women's Hospital　Jerusalem University　Monell Chemical Senses Center　Museum in Galilee region　University of Cantabria　DAYTWO　イスラエル大使館　農林水産省農産企画課　国立健康・栄養研究所　国立科学博物館　東京都埋蔵文化財センター　福井県農業試験場　浅間縄文ミュージアム　さいたま緑の森博物館　秋田大学国際資源学部　九州大学　京都大学アジア・アフリカ地域研究科　東北大学　弘前大学　目白大学　JA鶴岡　泉の森

Gonen Sharon　Jesus Gonzalez-Urquijo　Naama Goren-Inbar　Paul Breslin　Sara Seidelmann　Scott Solomon　蒋 楽平　李 岳林　浅野ゆか　阿部圭一　五十嵐麻衣子　石見佳子　磯野真穂　井村裕夫　小川佳宏　海部陽介　上條信彦　菊田 歩　菊池有希子　窪田直人　小林麻子　近藤 信　齋野裕彦　佐々木 洋　佐藤洋一郎　鈴木良雄　高田 明　瀧本秀美　田中茂穂　田所聖志　都築 毅　中村慎一　西 経子　野村善博　服部正平　馬場悠男　林 俊郎　日向正光　ぷうちゃん　伏木 亨　藤本なおよ　松井一貴　山崎聖美　米田 穣

第2集　「塩」人類をとりこにする"本当の理由"　2019年12月15日(日)初回放送

ディレクター　佐藤 匠　青木 亮　伊藤かほり(あさイチ)
制作統括　井上智広　中井暁彦

〈取材協力〉

Salina Tsuda　World Action on Salt and Health　京都大学 先制医療・生活習慣病研究センター　国立健康・栄養研究所　国立遺伝学研究所　九州大学 五感応用デバイス研究開発センター　在京イラン・イスラム共和国大使館　塩事業センター海水総合研究所　塩屋　ジェネシスヘルスケア　たばこと塩の博物館　津軽あかつきの会　ドイツ鉱山博物館

Abolfazl Aali　Graham MacGregor　Jens Titze　Jonathan Jantsch　Neubert Patrick　Oana Lenco　Thomas Stoellner　磯田裕義　井ノ上逸朗　遠藤喜孝　川村 誠　今野紀文　下澤達雄　柴田 茂　高井正成　瀧本秀美　田近英一　鍋倉淳一　土屋恭一郎　富樫かおり　野村尚弘　野村善博　村田和義　檜山武史　吉田竜介

第3集　「脂」発見！人類を救う〝命のアブラ〟　2020年1月12日(日)初回放送

ディレクター　松本裕介　伊藤英里子　森 健太(あさイチ)
制作統括　　井上智広　城 光一

〈取材協力〉
Denver Museum of Nature & Science　Inuit Broadcasting Corporation　Qajuqturvik Food Centre
Harverd Museum of Natural History　Mossel Bay Archeology Project　Institut de l`Elevage
国立がん研究センター　国立国際医療研究センター　国立科学博物館　京都大学大学院
札幌医科大学　九州大学大学院医学研究院　久山町研究室

Johnny Flaherty　Shiela Flaherty　Rebecca Veevee　Glenn Williams　Christophe Denoyelle
Romain Leboeuf　秋 康裕　有田 誠　五十嵐八枝子　出穂雅実　大崎寿久　海部陽介　壁谷尚樹
小林俊秀　新里宙也　竹内昌治　立和名博昭　松岡 豊　松村博文

第4集　「酒」飲みたくなるのは〝進化の宿命〟!?　2020年2月2日(日)初回放送

ディレクター　近藤慶一　藤原敬史
制作統括　　井上智広　中井暁彦

〈取材協力〉
Existing Conditions　Distelhaeuser　JOHN MURRAY　MA Productions
The Museum Village Düppel　Ostracon/The British Museum　Paulaner Brauerei München
PraterGarten　Proof Bar　TUM Technical University Munich　University of Calgary
アサヒビール　コエドブルワリー　サッポロホールディングス　シャンルウルファ博物館
上海崧澤遺址博物館　ジョージアンワイン協会　スミソニアン熱帯研究所　浙江古越龍山紹興酒
トルコ共和国文化観光省　三浦酒造

A,Onur Torun　Amanda Melin　Bonnie F. Jacobs　Mareike Janiak　Robert Dudley
池田和隆　井龍康文　柿木隆介　河江肖剰　國松 豊　熊谷 貴　定藤規弘　中村慎一　野崎智義
高井正成　馬場匡浩　原田宗子　松下幸生　三浦英樹　横山 顕　相川はづき　松井和花
小西彩絵子　李 岳林　川村 誠　Kathrin Hysky

第5集　「美食」人類の果てなき欲望!?　2020年2月23日(日)初回放送

ディレクター　捧 詠一　東島由幸　池田大輝(あさイチ)
制作統括　　井上智広　城 光一

〈取材協力〉
Better Buying Lab　Consejo Superior de Investigaciones Científicas　Dassaï Joël Robuchon
Harvard University　Hilton　Jyväskylä　Korpilahden päiväkoti
Max Planck Institute for Evolutionary Anthropology　Monell Chemical Senses Center
the Peabody Museum of Archaeology and Ethnology　京都大学霊長類研究所

A.Janet Tomiyama　Becky Selengut　Erica Mak　Johannes Gerber　Dana Small
Eeva Nykanen　Markus Bastir　Michael Gruber　Timothy Rowe　Richard Waite
Roman Wittig　Rui Ni　Tiina Ruppa　Thomas Hummel　石川伸一　今西宣晶　柿木隆介
菊水健史　甲賀大輔　坂井信之　佐々木 努　定藤規弘　高井正成　高雄元晴　竹内俊貴
田中伸幸　近添淳一　都甲 潔　友永雅己　中田龍三郎　西村 剛　二ノ宮裕三　早川卓志
箕越靖彦　山本 隆　和田有史

執筆　　　　兼子将敏（NHKディレクター）
佐藤 匠（NHKディレクター）
松本裕介（NHKディレクター）
近藤慶一（NHKディレクター）
捧 詠一（NHKディレクター）
井上智広（NHKチーフ・プロデューサー）

レシピ協力　石川範子
取材構成　　上村絵美
デザイン　　tabby design
校正　　　　WAKA
編集　　　　小田切英史

「人類700万年の進化」が教えてくれる
理想の食事術

著　者　NHKスペシャル「食の起源」取材班
©NHK　2021

編集人　新井 晋
発行人　倉次辰男
発行所　株式会社 主婦と生活社
〒104-8357 東京都中央区京橋3-5-7
TEL 03-3563-5058（編集部）
TEL 03-3563-5121（販売部）
TEL 03-3563-5125（生産部）
https://www.shufu.co.jp

印刷所　大日本印刷株式会社
製本所　小泉製本株式会社

ISBN978-4-391-15501-3